U0307897

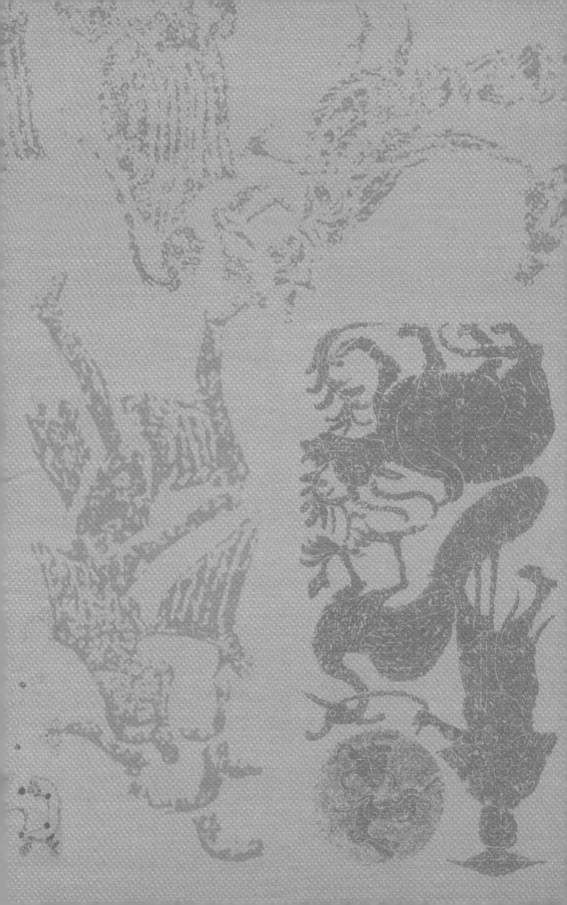

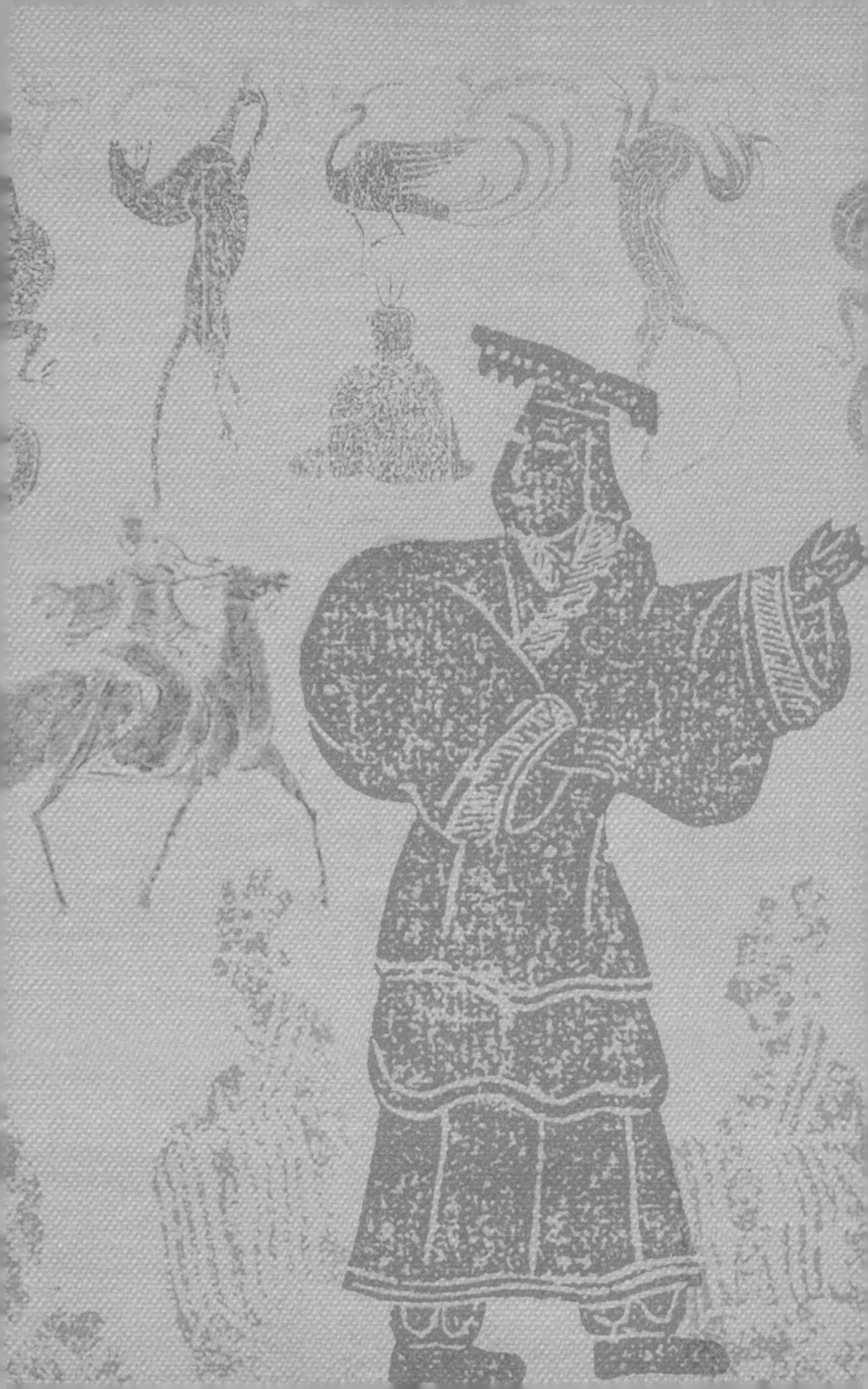

中国古医籍整理丛书

妇 科 宝 案

清·叶天士　著

清·吴锡麒　抄

朱杭溢　冯丹丹　凌艺匀　校注

中国中医药出版社

·北　京·

图书在版编目(CIP)数据

妇科宝案/(清)叶天士著;(清)吴锡麒抄;朱杭溢,冯丹丹,凌艺匀校注.—北京:中国中医药出版社,2015.12(2021.1重印)
(中国古医籍整理丛书)
ISBN 978-7-5132-3003-2

Ⅰ.①妇… Ⅱ.①叶…②吴…③朱…④冯…⑤凌… Ⅲ.①中医妇科学－中国－清代 Ⅳ.①R271.1

中国版本图书馆 CIP 数据核字(2015)第 298437 号

中国中医药出版社出版
北京经济技术开发区科创十三街 31 号院二区 8 号楼
邮政编码 100176
传真 010 64405721
廊坊市祥丰印刷有限公司印刷
各地新华书店经销
*
开本 710×1000 1/16 印张 6.75 字数 20 千字
2015 年 12 月第 1 版 2021 年 1 月第 2 次印刷
书 号 ISBN 978-7-5132-3003-2
*
定价 20.00 元
网址 www.cptcm.com

国家中医药管理局
中医药古籍保护与利用能力建设项目
组织工作委员会

主 任 委 员 王国强

副 主 任 委 员 王志勇　李大宁

执 行 主 任 委 员 曹洪欣　苏钢强　王国辰　欧阳兵

执行副主任委员 李　昱　武　东　李秀明　张成博

委 员

各省市项目组分管领导和主要专家

（山东省）武继彪　欧阳兵　张成博　贾青顺

（江苏省）吴勉华　周仲瑛　段金廒　胡　烈

（上海市）张怀琼　季　光　严世芸　段逸山

（福建省）阮诗玮　陈立典　李灿东　纪立金

（浙江省）徐伟伟　范永升　柴可群　盛增秀

（陕西省）黄立勋　呼　燕　魏少阳　苏荣彪

（河南省）夏祖昌　刘文第　韩新峰　许敬生

（辽宁省）杨关林　康廷国　石　岩　李德新

（四川省）杨殿兴　梁繁荣　余曙光　张　毅

各项目组负责人

王振国（山东省）　王旭东（江苏省）　张如青（上海市）

李灿东（福建省）　陈勇毅（浙江省）　焦振廉（陕西省）

蔡永敏（河南省）　鞠宝兆（辽宁省）　和中浚（四川省）

项目专家组

顾　问　马继兴　张灿玾　李经纬

组　长　余瀛鳌

成　员　李致忠　钱超尘　段逸山　严世芸　鲁兆麟
　　　　郑金生　林端宜　欧阳兵　高文柱　柳长华
　　　　王振国　王旭东　崔　蒙　严季澜　黄龙祥
　　　　陈勇毅　张志清

项目办公室（组织工作委员会办公室）

主　任　王振国　王思成

副主任　王振宇　刘群峰　陈榕虎　杨振宁　朱毓梅
　　　　刘更生　华中健

成　员　陈丽娜　邱　岳　王　庆　王　鹏　王春燕
　　　　郭瑞华　宋咏梅　周　扬　范　磊　张永泰
　　　　罗海鹰　王　爽　王　捷　贺晓路　熊智波

秘　书　张丰聪

前 言

中医药古籍是传承中华优秀文化的重要载体，也是中医学传承数千年的知识宝库，凝聚着中华民族特有的精神价值、思维方法、生命理论和医疗经验，不仅对于传承中医学术具有重要的历史价值，更是现代中医药科技创新和学术进步的源头和根基。保护和利用好中医药古籍，是弘扬中国优秀传统文化、传承中医学术的必由之路，事关中医药事业发展全局。

1949 年以来，在政府的大力支持和推动下，开展了系统的中医药古籍整理研究。1958 年，国务院科学规划委员会古籍整理出版规划小组在北京成立，负责指导全国的古籍整理出版工作。1982 年，国务院古籍整理出版规划小组召开全国古籍整理出版规划会议，制定了《古籍整理出版规划（1982—1990）》，卫生部先后下达了两批 200 余种中医古籍整理任务，掀起了中医古籍整理研究的新高潮，对中医文化与学术的弘扬、传承和发展，发挥了极其重要的作用，产生了不可估量的深远影响。

2007 年《国务院办公厅关于进一步加强古籍保护工作的意见》明确提出进一步加强古籍整理、出版和研究利用，以及

"保护为主、抢救第一、合理利用、加强管理"的方针。2009年《国务院关于扶持和促进中医药事业发展的若干意见》指出，要"开展中医药古籍普查登记，建立综合信息数据库和珍贵古籍名录，加强整理、出版、研究和利用"。《中医药创新发展规划纲要（2006—2020)》强调继承与创新并重，推动中医药传承与创新发展。

2003~2010年，国家财政多次立项支持中国中医科学院开展针对性中医药古籍抢救保护工作，在中国中医科学院图书馆设立全国唯一的行业古籍保护中心，影印抢救濒危珍本、孤本中医古籍1640余种；整理发布《中国中医古籍总目》；遴选351种孤本收入《中医古籍孤本大全》影印出版；开展了海外中医古籍目录调研和孤本回归工作，收集了11个国家和2个地区137个图书馆的240余种书目，基本摸清流失海外的中医古籍现状，确定国内失传的中医药古籍共有220种，复制出版海外所藏中医药古籍133种。2010年，国家财政部、国家中医药管理局设立"中医药古籍保护与利用能力建设项目"，资助整理400余种中医药古籍，并着眼于加强中医药古籍保护和研究机构建设，培养中医古籍整理研究的后备人才，全面提高中医药古籍保护与利用能力。

在此，国家中医药管理局成立了中医药古籍保护和利用专家组和项目办公室，专家组负责项目指导、咨询、质量把关，项目办公室负责实施过程的统筹协调。专家组成员对古籍整理研究具有丰富的经验，有的专家从事古籍整理研究长达70余年，深知中医药古籍整理研究的重要性、艰巨性与复杂性，履行职责认真务实。专家组从书目确定、版本选择、点校、注释等各方面，为项目实施提供了强有力的专业指导。老一辈专家的学术水平和智慧，是项目成功的重要保证。项目承担单位山东中医药大学、南京中医药大学、上海中医药大学、福建中医药大学、浙江省中医药研究院、陕西省中医药研究院、河南省中医药研究院、辽宁中医药大学、成都中医药大学及所在省市中医药管理部门精心组织，充分发挥区域间互补协作的优势，并得到承担项目出版工作的中国中医药出版社大力配合，全面推进中医药古籍保护与利用网络体系的构建和人才队伍建设，使一批有志于中医学术传承与古籍整理工作的人才凝聚在一起，研究队伍日益壮大，研究水平不断提高。

本着"抢救、保护、发掘、利用"的理念，该项目重点选择近60年未曾出版的重要古医籍，综合考虑所选古籍的保护价值、学术价值和实用价值。400余种中医药古籍涵盖了医经、基础理论、诊法、伤寒金匮、温病、本草、方书、内科、外科、女科、儿科、伤科、眼科、咽喉口齿、针灸推拿、养生、医案医话医论、医史、临证综合等门类，跨越唐、宋、金元、明以迄清末。全部古籍均按照项目办公室组织完成的行业标准《中医古籍整理规范》及《中医药古籍整理细则》进行整理校注，绝大多数中医药古籍是第一次校注出版，一批孤本、稿本、抄本更是首次整理面世。对一些重要学术问题的研究成果，则集中收录于各书的"校注说明"或"校注后记"中。

"既出书又出人"是本项目追求的目标。近年来，中医药古籍整理工作形势严峻，老一辈逐渐退出，新一代普遍存在整理研究古籍的经验不足、专业思想不坚定等问题，使中医古籍整理面临人才流失严重、青黄不接的局面。通过本项目实施，搭建平台，完善机制，培养队伍，提升能力，经过近5年的建设，锻炼了一批优秀人才，老中青三代齐聚一堂，有效地稳定了研究队伍，为中医药古籍整理工作的开展和中医文化与学术的传承提供必备的知识和人才储备。

本项目的实施与《中国古医籍整理丛书》的出版，对于加强中医药古籍文献研究队伍建设、建立古籍研究平台，提高古籍整理水平均具有积极的推动作用，对弘扬我国优秀传统文化，推进中医药继承创新，进一步发挥中医药服务民众的养生保健与防病治病作用将产生深远影响。

第九届、第十届全国人大常委会副委员长许嘉璐先生，国家卫生计生委副主任、国家中医药管理局局长、中华中医药学会会长王国强先生，我国著名医史文献专家、中国中医科学院马继兴先生在百忙之中为丛书作序，我们深表敬意和感谢。

由于参与校注整理工作的人员较多，水平不一，诸多方面尚未臻完善，希望专家、读者不吝赐教。

国家中医药管理局中医药古籍保护与利用能力建设项目办公室

二〇一四年十二月

许 序

"中医"之名立，迄今不逾百年，所以冠以"中"字者，以别于"洋"与"西"也。慎思之，明辨之，斯名之出，无奈耳，或亦时人不甘泯没而特标其犹在之举也。

前此，祖传医术（今世方称为"学"）绵延数千载，救民无数；华夏屡遭时疫，皆仰之以度困厄。中华民族之未如印第安遭染殖民者所携疾病而族灭者，中医之功也。

医兴则国兴，国强则医强。百年运衰，岂但国土肢解，五千年文明亦不得全，非遭泯灭，即蒙冤扭曲。西方医学以其捷便速效，始则为传教之利器，继则以"科学"之冕畅行于中华。中医虽为内外所夹击，斥之为蒙昧，为伪医，然四亿同胞衣食不保，得获西医之益者甚寡，中医犹为人民之所赖。虽然，中国医学日益陵替，乃不可免，势使之然也。呜呼！覆巢之下安有完卵？

嗣后，国家新生，中医旋即得以重振，与西医并举，探寻结合之路。今也，中华诸多文化，自民俗、礼仪、工艺、戏曲、历史、文学，以至伦理、信仰，皆渐复起，中国医学之兴乃属必然。

迄今中医犹为国家医疗系统之辅，城市尤甚。何哉？盖一则西医赖声、光、电技术而于 20 世纪发展极速，中医则难见其进。二则国人惊羡西医之"立竿见影"，遂以为其事事胜于中医。然西医已自觉将入绝境：其若干医法正负效应相若，甚或负远逾于正；研究医理者，渐知人乃一整体，心、身非如中世纪所认定为二对立物，且人体亦非宇宙之中心，仅为其一小单位，与宇宙万象万物息息相关。认识至此，其已向中国医学之理念"靠拢"矣，虽彼未必知中国医学何如也。唯其不知中国医理何如，纯由其实践而有所悟，益以证中国之认识人体不为伪，亦不为玄虚。然国人知此趋向者，几人？

国医欲再现宋明清高峰，成国中主流医学，则一须继承，一须创新。继承则必深研原典，激清汰浊，复吸纳西医及我藏、蒙、维、回、苗、彝诸民族医术之精华；创新之道，在于今之科技，既用其器，亦参照其道，反思己之医理，审问之，笃行之，深化之，普及之，于普及中认知人体及环境古今之异，以建成当代国医理论。欲达于斯境，或需百年欤？予恐西医既已醒悟，若加力吸收中医精粹，促中医西医深度结合，形成 21 世纪之新医学，届时"制高点"将在何方？国人于此转折之机，能不忧虑而奋力乎？

予所谓深研之原典，非指一二习见之书、千古权威之作；就医界整体言之，所传所承自应为医籍之全部。盖后世名医所著，乃其秉诸前人所述，总结终生行医用药经验所得，自当已成今世、后世之要籍。

盛世修典，信然。盖典籍得修，方可言传言承。虽前此 50 余载已启医籍整理、出版之役，惜旋即中辍。阅 20 载再兴整理、出版之潮，世所罕见之要籍千余部陆续问世，洋洋大观。

今复有"中医药古籍保护与利用能力建设"之工程，集九省市专家，历经五载，董理出版自唐迄清医籍，都400余种，凡中医之基础医理、伤寒、温病及各科诊治、医案医话、推拿本草，俱涵盖之。

噫！璐既知此，能不胜其悦乎？汇集刻印医籍，自古有之，然孰与今世之盛且精也！自今而后，中国医家及患者，得览斯典，当于前人益敬而畏之矣。中华民族之屡经灾难而益蕃，乃至未来之永续，端赖之也，自今以往岂可不后出转精乎？典籍既蜂出矣，余则有望于来者。

谨序。

第九届、十届全国人大常委会副委员长

许嘉璐

二〇一四年冬

王 序

中医学是中华民族在长期生产生活实践中，在与疾病作斗争中逐步形成并不断丰富发展的医学科学，是中国古代科学的瑰宝，为中华民族的繁衍昌盛作出了巨大贡献，对世界文明进步产生了积极影响。时至今日，中医学作为我国医学的特色和重要医药卫生资源，与西医学相互补充、相互促进、协调发展，共同担负着维护和促进人民健康的任务，已成为我国医药卫生事业的重要特征和显著优势。

中医药古籍在存世的中华古籍中占有相当重要的比重，不仅是中医学术传承数千年最为重要的知识载体，也是中医为中华民族繁衍昌盛发挥重要作用的历史见证。中医药典籍不仅承载着中医的学术经验，而且蕴含着中华民族优秀的思想文化，凝聚着中华民族的聪明智慧，是祖先留给我们的宝贵物质财富和精神财富。加强对中医药古籍的保护与利用，既是中医学发展的需要，也是传承中华文化的迫切要求，更是历史赋予我们的责任。

2010 年，国家中医药管理局启动了中医药古籍保护与利用能力建设项目。这既是传承中医药的重要工程，也是弘扬优秀民族文化的重要举措，不仅能够全面推进中医药的有效继承和创新发展，为维护人民健康做出贡献，也能够彰显中华民族的璀璨文化，为实现中华民族伟大复兴的中国梦作出贡献。

相信这项工作一定能造福当今，嘉惠后世，福泽绵长。

国家卫生和计划生育委员会副主任

国家中医药管理局局长

中华中医药学会会长

王国强

二〇一四年十二月

马 序

　　新中国成立以来，党和国家高度重视中医药事业发展，重视古籍的保护、整理和研究工作。自 1958 年始，国务院先后成立了三届古籍整理出版规划小组，分别由齐燕铭、李一氓、匡亚明担任组长，主持制订了《整理和出版古籍十年规划（1962—1972）》《古籍整理出版规划（1982—1990）》《中国古籍整理出版十年规划和"八五"计划（1991—2000）》等，而第三次规划中医药古籍整理即纳入其中。1982 年 9 月，卫生部下发《1982—1990 年中医古籍整理出版规划》，1983 年 1 月，中医古籍整理出版办公室正式成立，保证了中医古籍整理出版规划的实施。2002 年 2 月，《国家古籍整理出版"十五"（2001—2005）重点规划》经新闻出版署和全国古籍整理出版规划领导小组批准，颁布实施。其后，又陆续制定了国家古籍整理出版"十一五"和"十二五"重点规划。国家财政多次立项支持中国中医科学院开展针对性中医药古籍抢救保护工作，文化部在中国中医科学院图书馆专门设立全国唯一的行业古籍保护中心，国家先后投入中医药古籍保护专项经费超过 3000 万元，影印抢救濒危珍、善、孤本中医古籍1640余种，开展了海外中医古籍目录调研和孤本回归工作。2010年，国家财政部、国家中医药管理局安排国家公共卫生专项资金，设立了"中医药古籍保护与利用能力建设项目"，这是继1982~1986年第一批、第二批重要中医药古籍整理之后的又一次大规模古籍整理工程，重点整理新中国成立后未曾出版的重要古籍，目标是形成并普及规范的通行本、传世本。

为保证项目的顺利实施，项目组特别成立了专家组，承担咨询和技术指导，以及古籍出版之前的审定工作。专家组中的许多成员虽逾古稀之年，但老骥伏枥，孜孜不倦，不仅对项目进行宏观指导和质量把关，更重要的是通过古籍整理，以老带新，言传身教，培养一批中医药古籍整理研究的后备人才，促进了中医药古籍保护和研究机构建设，全面提升了我国中医药古籍保护与利用能力。

作为项目组顾问之一，我深感中医药古籍保护、抢救与整理工作的重要性和紧迫性，也深知传承中医药古籍整理经验任重而道远。令人欣慰的是，在项目实施过程中，我看到了老中青三代的紧密衔接，看到了大家的坚持和努力，看到了年轻一代的成长。相信中医药古籍整理工作的将来会越来越好，中医药学的发展会越来越好。

欣喜之余，以是为序。

中国中医科学院研究员

马继兴

二〇一四年十二月

校注说明

　　《妇科宝案》为吴锡麒抄录叶天士所著《临证指南医案》除卷九妇科之外的女性患者医案而成。吴纫兰，字锡麒，生平事迹无考，据抄本等相关证据推测，应为苏州当地中医师，生活年代约在清末民初。

　　据《中国中医古籍总目》记载，《妇科宝案》现存仅有一个抄本，藏于苏州大学炳麟图书馆。在整理过程中发现，《妇科宝案》所抄录《临证指南医案》版本与现存版本有所差别，内容上与现存版本基本一致，部分字句上可相互补充。本次整理以苏州大学炳麟图书馆所藏抄本为底本，以浙江中医药研究院图书馆所藏清乾隆二十七年（1762）三槐堂《临证指南医案》刻本为主校本，以本书所引著作之通行本为他校本。

　　关于本次整理的几点说明：

　　1. 校勘采用"四校"（对校、本校、他校、理校）综合运用的方法，以对校为主，辅以本校、他校，理校则慎用之。

　　2. 凡改动底本文字，均予以说明。统一改动者，在校注说明中说明；属个别改动者，一律出校记。

　　3. 凡底本无误，校本有误者，不出校记；凡底本与校本互异，义均可通，以底本义胜者，不出校记；凡底本与校本互异，义均可通，以校本义胜者，不改原文，出校记说明；底本确为讹错，则在文中改正，出校记说明。底本与校本互异，但二者文义皆通，难以判定何者为是或何者为胜，如校本之文有参考价值，不改原文，出校记以存异。

　　4. 本次整理，统一改为简体横排，加以标点。凡原书中的繁体字，均改为规范简化字；底本中的异体字、俗写字、手写体，统一以规范字律齐，不出校。原书眉批则插入相应所批正文内容后，前加"［批］"，并另体小字编排。凡底本中表示书中文字方位的"右""左"，均相应径改为"上""下"，不再出校。

5. 底本与校本患者姓名相互有异，而以底本较为明确，故患者姓名均以底本为准，不改原文，不出校记。

6. 原书引用他人论述，每有剪裁省略，凡不失原意者，一般不予改动，不出校记；若与原意有悖，或与事实不符者，出校说明。

7. 底本与校本药名及计量有较大差别者，如为同药异名或底本确切，则不改原文，不出校记；如校本药名确切，则据校本改动，并出校记；如难以判定何者为是或何者为胜，不改原文，出校记以存异。

8. 凡底本中字形属一般笔画之误，如"日""曰"混淆，"己""巳"不分等，予以径改，不出校。

9. 原书无目录，今据整理后的文本提出，置于正文之前。

10. 对于生僻的字，注明读音，一般采用拼音和直音结合的方法标明，即拼音加同音汉字；有些字无浅显的同音汉字，则只标拼音。

目 录

中风 ……………………… 一

肝风 ……………………… 三

虚损 ……………………… 六

虚劳 ……………………… 七

咳嗽 ……………………… 九

吐血 ……………………… 一三

脱 ………………………… 一六

脾胃 ……………………… 一七

木乘土 …………………… 一八

肿胀 ……………………… 二一

痞 ………………………… 二三

呕吐 ……………………… 二四

不食 ……………………… 二七

肠痹 ……………………… 二八

便闭 ……………………… 二九

肺痹 ……………………… 三一

温热 ……………………… 三二

暑 ………………………… 三三

湿 ………………………… 三四

燥 ………………………… 三五

疫 ………………………… 三六

痰 ………………………… 三七

痰饮 ……………………… 三八

郁 ………………………… 四〇

不寐 ……………………… 四四

嘈 ………………………… 四五

疟 ………………………… 四六

泄泻 ……………………… 五〇

痢 ………………………… 五三

休息痢 …………………… 五五

便血 ……………………… 五六

痹 ………………………… 五七

痉厥 ……………………… 五九

惊 ………………………… 六〇

癫痫 ……………………… 六一

蛔 ………………………… 六二

头痛 ……………………… 六三

胃脘痛 …………………… 六四

腹痛 ……………………… 六七

痹 ………………………… 六八

耳 ………………………… 七〇

目 ………………………… 七一

鼻 ………………………… 七二

校注后记 ………………… 七三

中 风

俞^氏　寡居一十四载，独阴无阳，平昔操持，有劳无逸。当夏四月，阳气大泄主令，忽然右肢麻木，如堕不举，汗出麻冷，心中卒痛而呵欠不已，大便不通，诊脉小弱，岂是外感？病象似乎痹中，其因在乎意伤忧愁则肢废也。攻风劫痰之治非其所宜，大旨以固卫阳为主，而宣通脉络佐之。

桂枝　淡附子　生黄芪　炒远志　片姜黄　羌活

陈^姬　今年风木司①天，春夏阳②升之候，兼因平昔怒劳忧思，以致五志气火交并于上，肝胆内风鼓动盘旋，上盛则下虚，故足膝无力。肝木内风壮火乘袭胃土，胃主肌肉，脉络应肢，绕出环口，故唇舌麻木，肢节如痿，固为中厥之萌。观河间内火召风之论，都以苦降辛泄，少佐微酸，最合经旨。折其上腾之威，使清空诸窍毋使浊痰壮火蒙蔽，乃暂药权衡也。至于颐养工夫，寒暄保摄，尤当加意于药饵之先。上午服：

金石斛三钱　化橘红五分　白蒺藜二钱　真北秦皮一钱
草决明二钱　冬桑叶一钱　嫩钩藤一钱　生白芍一钱半③

---

① 木司：原脱，据《临证指南医案·中风》补。
② 阳：原脱，据《临证指南医案·中风》补。
③ 一钱半：《临证指南医案·中风》作"一钱"。

又 前议苦辛酸降一法，肝风胃阳已折其上引之威，是诸症亦觉小愈，虽曰治标，正合岁气节候而设。思夏至一阴来复，高年本病，预宜持护，自来中厥，最防于暴寒骤加，致身中阴阳两不接续耳。议得摄纳肝肾真气，补益下虚本病。

九制熟地先用水煮半日，徐加醇酒、砂仁，再煮一日，晒干再蒸，如法九次，干者炒存性，八两 肉苁蓉用大而黑色者，去甲切片，盛竹篮内，放长流水中浸七日，晒干，以极淡为度，四两 生虎膝骨另捣碎，研，二两 怀牛膝盐水蒸，三两 制首乌四两，烘 川草薢盐水炒，二两 川石斛八两，熬膏 赤白茯苓四两 柏子霜二两

上药照方制末，另用小黑穭豆皮八两煎浓汁，法丸，每早百①滚水服三钱。

---

① 百：原作"晨"，据《临证指南医案·中风》改。

肝 风

张氏　肝阳虚风上巅，头目不清，阳明脉空，腰膝酸软，议养血熄风。

菊花炭 [批] 好奇　熟首乌　牛膝炭　枸杞子炭　黑稆豆①

朱妪　心中热辣，寤烦不肯寐，皆春令地气主升，肝阳随以上扰，老年五液交枯，最有痫痉之虑。

生地　阿胶　生白芍　淡天冬　茯神　小黑稆豆皮

程氏　伏暑深秋而发，病由里出，始如疟状。热气逼迫营分，经事不当期而来，舌光如镜，面黯青晦，而胸痞隐痛，正气大虚，热气内闭，况乎周身皆痛，卫阳失和极矣。先拟育阴驱热，肝风不旋，不致痉厥，五日中不兴风波，可望向安。

生地　阿胶　天冬　麦冬　麻仁　生牡蛎

金女　温邪深入营络，热止，膝骨痛甚。盖血液伤极，内风欲沸，所谓剧则瘈疭痉厥至矣。总是消导苦寒，冀其热止，独不虑胃汁竭，肝风动乎？拟柔剂缓络热熄风。

生地　阿胶　麦冬　桂枝　炙草　大枣②

生鳖甲汤煎药。

---

① 黑稆豆：《临证指南医案·中风》此下有"茯神"一药。
② 生地……大枣：《临证指南医案·肝风》作"复脉汤去参姜麻仁"。

王氏　痛从腿肢筋骨，上及腰腹，贯于心胸，平日经来带下，其症亦至。此素禀阴亏，冲任奇脉空旷，凡春交，地中阳气升举，虚人气动随升，络血失养，诸气横逆，面赤如赭，饥不欲食，两耳失聪，寤不成寐，阳浮，脉络交空显然，先和阳治络。

细生地　生白芍　生鳖甲　生龟甲　生虎骨　糯稻根须

煎药①，送滋肾丸一二钱②。

又　前议滋肾丸，痛缓，面浮跗③肿，血气俱乏，内风泛越。经言风胜则动，湿胜则肿。阴虚多热之质，议以④虎潜丸，每服四钱，四服。

方姬　脉右虚左数，营液内耗，肝阳内风震动，心悸眩晕少寐。

生地　阿胶　麦冬　白芍　小麦　茯神　炙草

王氏　惊悸，微肿，内风动也。

人参　龙骨　茯神　五味　煨姜　南枣

林氏　神呆不语，心热烦躁，因惊而后经水即下，肉腠刺痛，时微瘛，头即摇，肝风内动，恐变痉厥之象。

小川连　黄芩　阿胶　牡蛎　秦皮

陈姬　虚风麻痹，清窍阻塞。

---

① 药：原脱，据《临证指南医案·肝风》补。
② 一二钱：《临证指南医案·肝风》作"一钱半"。
③ 跗（fū 夫）：脚背。
④ 以：《临证指南医案·肝风》作"先用"。

天麻　钩藤　潼①蒺藜　甘菊　连翘　桑枝

邑姬　右太阳痛甚，牙关紧闭，环口牵动，咽喉如有物阻，乃阳升化风，肝病上犯阳络，大便欲闭，议用龙荟丸，每服二钱。

又　肝风阻窍，脉象模糊，有外脱之危。今②牙关尚紧，咽痹不纳汤水，虽有方药，难以通关，当刮指甲末，略以温汤调灌，倘得关开，再议他法。另以苏合香擦牙。

孙氏　胃虚，肝风内震，呕痰咳逆，头痛眩晕，肢麻，汗出寒热。

半夏　广皮　茯苓　甘草　生姜　天麻　嫩钩藤

---

① 潼：《临证指南医案·肝风》作"白"。
② 今：原脱，据《临证指南医案·肝风》补。

虚　损

高女　交夏潮热口渴，肌肤甲错，此属骨蒸潮热。

生鳖甲　银柴胡　青蒿　黄芩　丹皮　知母

汤女　天癸未至，入暮寒热。此先天真阴不足，为损怯延挨之病，腹膨减食，治在太阴厥阴。

[批] 此病当问在外感否？

熟白术二钱　生厚朴一钱　当归二钱　丹皮一钱半　淡黄芩一钱　生鳖甲五钱

此一通一补之法，白术补太阴，厚朴通阳明，当归补厥阴，丹皮泄少阳，黄芩清气分之热，鳖甲滋血分之热也。

虚 劳

马_女　渴不欲饮，阴不上承，况寐醒神识不静，易惊汗出，法当敛补。

人参　熟地炭　萸肉炭　茯神　五味　炒远志

王_氏　凡女科书，首篇必论调经，既嫁必究孕育。结褵①十载，未能得胎②，病在至阴之脏，延及奇经八脉。述经迟晨泄，心若摇漾，得食姑缓，肛疡久漏，都属下损。

人参　鹿茸　紫石英　茯苓　当归　补骨脂

枣艾汤泛丸。

汪_氏　女科首列调经，今经不调和，耳鸣心漾，汗出，畏恐神痹，两足皆冷兼浮肿，冬至节交，病甚于前，都因肝肾内怯，阳不交阴所至。

以薛氏加减八味丸，淡盐汤送下三钱。

杨_氏　背寒心热，胃弱少餐，经期仍至，此属上损。

生地　茯神　炒麦冬　生扁豆　生甘草

刘_女　年十六，天癸不至，颈项瘰痰，入夏寒热咳嗽。乃先天禀薄，生气不来③，夏令发泄致病，真气不肯收藏，

---

　　①　结褵（lí离）：代称成婚。《后汉书·马援传》："施衿结褵，申父母之戒，欲使汝曹不忘之耳。"

　　②　胎：原脱，据《临证指南医案·虚劳》补。

　　③　来：原作"求"，据《临证指南医案·虚劳》改。

病属劳怯，不治。

　　小川连　淡吴萸　白芍①

　　郁氏　失血咳嗽，继而暮热不止，经水仍来，六七年已不孕育。乃肝肾冲任皆损，二气不交，延为劳怯。治以摄固，包举其泄越。

　　鲜河车胶　黄柏　熟地　淡苁蓉　五味　茯神

　　蜜丸。

　　[批] 此方无气药则不成此方矣。

---

　　① 小川连……白芍：《临证指南医案·虚劳》作"戊己汤去白术"。

咳　嗽

项女　风温发咳①。

薄荷　连翘　杏仁　桑皮　地骨皮　川通　黄芩　炒山楂

林氏　宿病营卫两虚，兹因燥气上犯，暴凉外侮，气馁卫怯，肺先受邪，脉象浮数，咳喘欲呕，上热下冷，宜②先以清化上气，拟取微辛微苦之属。

桑叶　杏仁　苏梗　山栀　象贝　苡仁

糯米汤代水煎。

汪氏　暑热入肺为咳。

花粉　六一散　杏仁　橘红　大沙参　黑山③栀皮

潘氏　久咳不已，则三焦受之，是病不独在肺矣。况乎咳甚呕吐涎沫，喉痒咽痛，致咳之由，必冲脉之伤，犯胃扰肺，气蒸熏灼，凄凄燥痒，咳不能忍。近日昼暖夜凉④，潮热溏泄，客气加临，营卫不和，经阻有诸，但食姜气味过辛致病，辛则泄肺气助肝⑤之用，医者知此理否

---

① 发咳：《临证指南医案·咳嗽》作"发热咳嗽"。
② 宜：原脱，据《临证指南医案·咳嗽》补。
③ 山：原脱，据《临证指南医案·咳嗽》补。
④ 凉：《临证指南医案·咳嗽》此下有"秋暑风"三字。
⑤ 肝：原作"用"，据《临证指南医案·咳嗽》改。

耶？夫诊脉右弦软①，微寒热，渴饮，拟以温治上焦气分，以表暑风之邪。

桂枝　白芍　甘草　石膏　知母　粳米　姜　枣②

朱女　肝阴素虚，燥气上薄，咳嗽夜热。

桑叶　白沙参　杏仁　橘红　花粉　地骨皮

糯米汤煎。

陆女　燥风外侵，肺卫不宣，咳嗽痰多，不时身热，当以轻药清上焦③。

桑叶　杏仁　花粉　大沙参　川贝　绿豆皮

钱氏　脉右数左细④，咳已两月，咽中干燥，鼻气⑤热，早暮甚。此右降不及，胃津虚少，厥阳来扰。

北沙参　麦冬　炙草　粳米　枣⑥

范氏　两寸脉大，咳甚，脘闷头胀，耳鼻窍闭。此少阳郁热，上逆犯肺，肺燥喉痒，先拟解木火之郁。

羚羊片　连翘　栀皮　薄荷梗　苦丁茶　杏仁　菱皮菊花叶

陆妪　脉小久咳，背寒骨热，知饥不食，厌恶食物气

---

① 软：《临证指南医案·咳嗽》作"数"。

② 桂枝……枣：《临证指南医案·咳嗽》作"用桂枝白虎汤"。

③ 焦：原作"治"，据《临证指南医案·咳嗽》改。

④ 左细：《临证指南医案·咳嗽》无此二字。

⑤ 鼻气：原脱，据《临证指南医案·咳嗽》补。

⑥ 北沙参……枣：《临证指南医案·咳嗽》作"《金匮》麦门冬汤去半夏加北沙参"。

味。此忧思悒郁①，皆属内损。阅方药，都以清寒治肺不应，议益土泄木法。

炙甘草　茯神　冬桑叶　炒丹皮　炒白芍　南枣

尤氏　寡居烦劳，脉右搏左涩，气燥在上，血液暗亏，由思郁致五志烦煎，固非温热补涩之症。晨咳吐涎，姑从胃治，以血海亦隶阳明耳。

生白扁豆　玉竹　大沙参　茯神　经霜桑叶　苡仁

用白糯米半升，淘滤清入滚水泡一沸，取清汤煎药。

又　本虚在下，情怀悒郁，则五志之阳上熏为咳，固非实火，但久郁必气结血涸，延成干血劳病，经候涩少愆期，已属明征。当培肝肾之阴以治本，清养肺胃气热以治标。刚热之补，畏其劫阴，非法也。

生扁豆一两　北沙参三钱　茯神三钱　炙草五分　南枣肉三钱

丸方　熟地砂仁末拌炒，四两　鹿角霜另研，一两　当归小茴香拌②炒，二两　怀牛膝盐水炒炭，二两　云茯苓二两　紫石英醋煅③水飞，一两　青盐五钱

另熬生羊肉胶和丸，早服四钱，开水送。

施氏　脉细数，干咳咽燥，脊酸痿弱，此本病欲损。

阿胶　鸡子黄　北沙参　麦冬　茯神　小黑穞豆皮

---

① 悒（yì益）郁：忧郁。
② 拌：原脱，据《临证指南医案·咳嗽》补。
③ 醋煅：原脱，据《临证指南医案·咳嗽》补。

吴姬　病去五六，当调寝食于医药之先，此平素体质，不可不论。自来纳谷恒少，大便三日一行，胃气最薄，而滋腻厚味药慎商。从来久病，后天脾胃为要，咳嗽久非客症，治脾胃者，土旺以生金，不必穷究其嗽矣。

人参　鲜莲子　新会皮　茯神　炒麦冬　生谷芽

范氏　久咳涎沫，欲呕，长夏反加寒热，不思纳谷。病起嗔怒，气塞上冲，不能着枕，显然肝逆犯胃冲肺。此皆疏泄失司，为郁劳之症，故滋腻甘药，下咽欲①呕矣。

桂枝　白芍　甘草　半夏　五味　石膏　姜②

颜氏　久有痛经，气血不甚流畅，骤加暴怒，肝阳逆行，乘肺则咳。病家云：少腹冲气上干，其咳乃作。则知清润肺药，非中窾③之法。今寒热之余，咳不声扬，但胁中拘急，不饥不纳，乃左升右降不司旋转，而胃中遂失下行为顺之旨。古人谓肝病易于犯胃，然则肝用宜泄，胃腑宜通，为定例矣。

桑叶　丹皮　钩藤　茯苓　半夏　广皮

另服威喜丸三钱。

---

①　欲：《临证指南医案·咳嗽》作"即"。

②　桂枝……姜：《临证指南医案·咳嗽》作"小青龙去麻辛甘加石膏"。

③　中窾（zhòngkuǎn 众款）：切中要害。

吐 血

王氏　入夏呛血，乃气泄阳升，幸喜经水仍来，大体犹可无妨。近日头胀，脘闷，上午烦倦，是秋暑上受，防发寒热，可不慎欤！

竹叶　飞滑石　杏仁　连翘①　荷叶汁

沈女　诊脉左数，侧眠嗽血。

生地　阿胶　麦冬　大淡菜　生白芍　炙草

金氏　脉细，左小促，干咳有血，寒热身痛，经水先期，渐渐色淡且少。此脏阴伤及腑阳，奇脉无气，内损成劳，药难骤效。

生地　阿胶　左②顾牡蛎　炙草　麦冬　南枣

卢氏　嗽血，沉着浓厚，肝肾之血。

熟地炭　炒杞子　炒归身　牛膝炭　茯神　青铅　砂仁末

又诊　照前方去牛膝、青铅，加桂圆肉、天冬。

徐氏　失血半载，心悸忡肋下动，络脉空隙，营液损伤，议甘缓辛补。

枸杞　柏子仁　枣仁　茯神　炙草　桂枝

又　生地　阿胶　小麦　广三七磨冲　乌贼骨　菟丝

---

① 连翘：《临证指南医案·吐血》此下有"黄芩"一药。
② 左：原脱，据文义补。

子　茯神　扁豆

夜服为妙。

李氏　脉细小如无，素多郁怒，经来即病。冬月胃痛，随有咯血不止，寒战面赤，惊惕头摇，显是肝阳变风，络血沸起，四肢逆冷，真气衰微。《内经》有肝病暴变之文①，症非轻浅②，议用景岳镇阴煎法，制其阳逆，仍是就下之义。

熟地炭　牛膝炭　肉桂　茯神　生白芍　童便

又　经来血止，肝病何疑？

炒楂肉　当归　炒延胡　泽兰　桃仁　茯苓

沈氏　血后久咳，脘痛食减，经闭便溏，拟进疏泄肝气为治。

苏子　炒丹皮　桃仁　广郁金　钩藤　白芍

吴氏　气塞失血，咳嗽心热，至暮寒热，不思纳谷。此悒郁内损，二阳病发心脾，若不情怀开爽，服药无益。

阿胶　麦冬　茯神　白芍　北沙参　女贞子

李氏　情志久郁，气逆咳痰③，入夏咳血满盆④，都⑤因五志阳亢⑥。况脘有聚气，二年寡居，隐曲⑦不舒，论理

---

① 文：原作"势"，据《临证指南医案·吐血》改。
② 症非轻浅：《临证指南医案·吐血》作"势岂轻渺"。
③ 咳痰：《临证指南医案·吐血》作"痰喘"。
④ 满盆：《临证指南医案·吐血》无此二字。
⑤ 都：原脱，据《临证指南医案·吐血》补。
⑥ 亢：《临证指南医案·吐血》作"升"。
⑦ 隐曲：指隐蔽委曲之事，此处暗喻房事。

治在肝脾，然非药饵奏功。

降香末　枇杷叶　苏子　郁金　瓜蒌皮　黑栀皮　白茯苓　苡米仁

吴_氏　郁损，咳血频发，当交节气逆，呕吐肢冷厥逆。所现俱是虚劳末路，岂是佳景？勉拟方候。

生白芍　乌梅　炙草　炒麦冬　茯神　橘红

张_氏　失血，口碎舌泡，乃情怀郁勃所致①。营卫不和，寒热再炽，病郁延久为劳，所喜经水尚至，议手厥阴血分主治。

犀角　金银花　鲜生地　元参　连翘②　郁金

吐血

一五

---

① 所致：《临证指南医案·吐血》作"内因"。
② 连翘：《临证指南医案·吐血》作"连翘心"。

脱

宋氏　脉如雀啄①，色枯气促，身重如山，不思纳谷，乃气血大虚，虑其暴脱②。

人参　生地　阿胶　麦冬　炙草　左牡蛎

又　补摄足三阴。

人参　熟地炭　枣仁　茯神　五味　鲜莲子肉

朱氏　久损不复，真气失藏。交大寒节，初之气，厥阴风木主候，肝风乘虚上扰，气升则呕吐，气降则大便，寒则脊内更甚，热则神烦不宁，乃中下之真气杳然③。恐交春前后，有厥脱变幻，拟进镇逆法。

人参　左牡蛎　龙骨　淡附片　桂枝木　生白芍
炙草

---

①　雀啄：即雀啄脉，十怪脉之一。脉在筋肉间，连连急数，三五不调，止而复作，如雀啄食之状。

②　脱：此下原有"之虞"二字，据《临证指南医案·脱》删。

③　杳（yǎo 咬）然：形容看不到，听不见，无影无踪。

脾　胃

洪姬　脉虚涩弱，面无华色，鼻冷肢冷，肌腠麻木，时如寒凛微热欲溺，大便有不化之形，谷食不纳。此阳气大衰，理进温补，以附子理中汤。

人参　甘草　白术　干姜

木乘土

胡氏　经后寒热，气冲欲呕，忽又如①饥，仍不能食。视其鼻准亮，咳汗气短，多药胃伤②，肝木升逆，非上焦表病。

炙甘草　小生③地　芝麻仁　阿胶　麦冬　白芍　左牡蛎

又诊　照前方去牡蛎加人参。

张氏　肝病犯胃，心痛，干呕不能纳食，肢冷泄泻，腑经阳失流展，非虚寒也。

金铃子　延胡索　川连　乌梅　桂枝　生姜

徐氏　屡屡堕胎，下元气怯。而寒热久嗽，气塞填胸，涌吐涎沫，乃郁勃嗔怒，肝胆内寄之相火风木，内震不息。犯胃则呕逆吞酸，乘胸侵咽，必胀闷喉痹，渐渐昏迷欲厥，久延不已，为郁劳之痀④。此治嗽清肺，重镇消痰，越医越凶。

考《内经》肝病主治三法，无非治用治体，又曰：治肝不应，当取阳明。盖阳明⑤胃土，独当木火之侵侮，所

---

① 如：原作"奴"，据《临证指南医案·木乘土》改。
② 多药胃伤：原脱，据《临证指南医案·木乘土》补。
③ 生：原作"原"，据《临证指南医案·木乘土》改。
④ 痀：原作"猜"，据《临证指南医案·木乘土》改。
⑤ 盖阳明：原脱，据《临证指南医案·木乘土》补。

以制其冲逆之威也①，是病原治法大略。

安胃丸，椒梅汤送。

鲍妪　风泄已止，胃逆不纳食。

人参　川连　乌梅　木瓜　川斛　橘红

朱氏　嗔怒动肝，气逆恶心，胸胁闪动，气下坠欲便。是中下二焦损伤不复，约束之司失职，拟进培土泄木法，亦暂时之计。

乌梅　干姜　川连　川椒　人参　茯苓　川楝　生白芍

王氏　寡居多郁，宿病在肝，迩②日暑邪深入，肝病必来犯胃，吐蛔下利得止，不思谷食，心中疼热，仍是肝胃本症，况暑湿多伤气分，人参辅胃开痞，扶胃有益，幸无忽致疲可也。

人参　川连　半夏　姜汁　枳实　牡蛎

复诊　胃开思食，仍以制肝和胃。

人参　金石斛　半夏　枳实　茯苓　橘红

朱氏　上冬用温通奇经，带止经转，两月间，纳谷神安。今二月初二日，偶涉嗔忿，即麻痹干呕耳聋，随即昏迷如厥，诊脉寸弱尺强③，食减少，口味淡，微汗④。此厥阴之阳化风，乘阳明上犯，蒙昧清空，法当和阳益胃

---

① 也：原脱，据《临证指南医案·木乘土》补。

② 迩（ěr 尔）：近。

③ 寸弱尺强：《临证指南医案·木乘土》作"寸强尺弱"。

④ 微汗：原脱，据《临证指南医案·木乘土》补。

治之。

人参一钱　茯苓三钱　炒半夏一钱半　生白芍一钱　乌梅七分,肉　小川连二分　淡生姜二分　广皮白一钱

此厥阴、阳明药也。胃腑以通为补，故主之以大半夏汤；热拥于上，故少佐姜连以泻心；肝为刚脏，参入白芍、乌梅以柔之也。

又　三月初五日，经水不至，腹中微痛，右胁蠕蠕而动。皆阳明脉络空虚，冲任无贮，当与通补入络为治。

人参一钱　当归二钱　茺蔚子二钱　香附醋炒,二①钱茯苓三钱　小茴一钱　生杜仲二钱

又　照方去茺蔚、杜仲，加白芍、官桂。

章氏　久有痛经，气血不甚流畅，骤加暴怒伤肝，少腹痛②气上犯，逆行于肺为咳，寒热声噫③，胁中拘急，不饥不纳，乃左升右降不司旋转④，致失胃气下行为顺⑤之旨。故肝用宜泄，胃腑宜通，为定例矣。

钩藤　丹皮　桑叶　半夏曲　茯苓　广皮白

又　服威喜丸。

---

① 二：《临证指南医案·木乘土》作"一"。
② 痛：《临证指南医案·木乘土》作"冲"。
③ 噫：《临证指南医案·木乘土》作"嗄"。
④ 旋转：《临证指南医案·木乘土》作"转旋"。
⑤ 为顺：原脱，据《临证指南医案·木乘土》补。

肿　胀

张氏　行动气坠于下，卧着气拥于上，此跗肿昼甚，头胀夜甚，总是中年阳微，最有腹大喘急之事。

济生丸，十服。

曹氏　腹䐜䐜胀，大便不爽，得暖气稍快，乃阳气不主流行。盖六腑属阳，以通为补，春木地气来升，土中①最畏木乘，热势猖炽。治当泄木安土，用丹溪小温中丸，每服三钱。

张氏　用镇肝逆理胃虚方法，脉形小弱，吐涎沫甚多，仍不纳谷，周身寒凛，四肢微冷。皆胃中无阳，浊上僭踞，而为䐜胀，所谓食不得入，是无火也。

人参　淡吴萸　干姜　附片　川连　茯苓

郑氏　得食腹痛，上及心胸，下攻少腹，甚至筋胀，扰于周身经络之间，大便欲解不通畅。此乃肠胃气阻，故痛随利减。

神保丸，一钱。

陈姬　久郁，伤及脾胃之阳，面无华色，纳粥欲呕，大便溏泄，气陷则跗肿，气呆则脘闷，有中满之虞，以治中法。

---

① 　土中：原脱，据《临证指南医案·肿胀》补。

人参　生益智　茯苓　木瓜　炒广皮　煨姜三片

程女　脉数，恶心，脘胀。

炒半夏　广皮　广藿香黄连二分①煎水拌　茯苓　郁金

又　暑伤脾胃，则肝木犯土，左腹膨，泄泻。

人参　厚朴　广皮　炒泽泻　茯苓　木瓜　炙草　炒楂肉

又　人参　炒柴胡　炒白芍　炒黄芩　茯苓　炙草生姜　大枣

唐女　气臌三年，近日跌仆呕吐，因惊气火更逆，胸臆填塞胀满，二便皆通，自非质滞，喜凉饮，面起瘴瘰，从《病能篇》骤胀属热也。

川连　淡黄芩　半夏　枳实　干姜　生白芍　铁绣针

倪妪　湿热脚气，上攻心胸，脘中满胀，呕逆，乃湿上甚为热化。与苦辛先平在上之胀满②，用泻心法。

川连　黄芩　枳实　半夏　姜汁　杏仁

[批] 再加槟榔汁尤妙。

① 二分：《临证指南医案·肿胀》作"一分"。
② 胀满：《临证指南医案·肿胀》作"满胀"。

痞

谈氏　胸痞不饥，发热不止，舌白而渴，此暑邪未尽，仍清气分治之。

鲜竹茹　淡黄芩　知母　橘红盐水炒　滑石　桔梗　枳壳①　郁金②

朱姬　目垂气短，脘痞不食，太阴脾阳不运，气滞痰阻，拟用大半夏汤。

［批］目垂气短乃虚象也。

人参　炒半夏　茯苓　伽楠香汁

又　脉微有歇，无神倦怠③欲寐，服大半夏汤，脘痛不安，不耐辛通，营液大虚，春节在迩，恐防衰脱之忧④。

人参　炒麦冬　北五味

---

① 枳壳：《临证指南医案·痞》作"枳壳汁"。
② 郁金：《临证指南医案·痞》作"郁金汁"。
③ 怠：《临证指南医案·痞》无此字。
④ 恐防衰脱之忧：《临证指南医案·痞》作"恐防衰脱"，义胜。

呕 吐

毛姬　因惊，肝气上犯，冲逆，呕吐涎沫，阳升至巅为头痛，脉右弱左弦，当从厥阴阳明治之。

人参　川连　茯苓　川楝　川椒　乌梅　干姜　生白芍

颜氏　干呕胁痛，因恼怒而病，是厥阴侵侮阳明，脉虚不食，当以通补。

人参　半夏　桂枝　南枣　姜汁

唐氏　动气肝逆，痰性凝寒滞胃，卒然大痛呕涎，乃逆滞上攻也，治肝厥以通例。

炒黑川椒　乌梅肉　生干姜　川桂枝木　人参　白芍

张氏　勉强攻胎，气血受伤，而为寒热，经脉乏气，而为身痛，乃奇经冲任受病，而阳维脉不用事也。《内经》以阳维为病苦寒热①，维者，一身之纲领②也。既非外感，羌、苏、柴、葛三阳互发，世无是病，又芩、栀、枳、朴之属，辛散继以苦寒，未能中病。胃口③屡伤，致汤饮皆哕出无余，大便不通已经半月，其吐出形色青绿涎沫，显然肝风大动，将胃口翻空，而肠中污水得风翔如浪决，东

---

① 阳维为病苦寒热：语出《难经·二十九难》。
② 领：《临证指南医案·呕吐》作"维"。
③ 口：《临证指南医案·呕吐》作"日"。

西荡漾矣。熄风镇胃，固是定理，但危笃若此，明理以邀天眷耳。

淮小麦百粒　火麻仁一钱　阿胶二钱　生地二钱　秋石拌人参一钱　南枣肉一钱

黄氏　《灵枢经》云：中气不足，溲便为变。是崩淋泄泻，皆脾胃欲败之现症。今汤水下咽，少顷倾囊涌出，岂非胃阳无有［批］未必，失司纳物乎？奈何业医者，中怀疑惑，但图疲药，待其自安［批］近日此等医家不可得失，怕遭毁谤耳。此症一投柔药，浊升填塞，必致胀满。仲景于阳明满实，致慎攻下者，恐以太阴之胀误治耳。验①舌微红微渴，皆是津液不肯升扬，脾弱不主散精四布，世岂有面色如白纸，尚不以阳气为首重也耶？

人参　熟于术　炙甘②草　炮姜　茯神　南枣

包氏　脉微肢冷，呕吐清水，食不下化，兼带下，脊髀酸软，阳气素虚，产后奇脉不固，急扶其阳，用附子理中汤。

附子　人参　生白术　炮姜　炙草［批］可少用

又　暖胃阳以劫水湿，带下自止③，仍照前方加胡芦巴。

又　脉象稍和，已得理中之效，议用养营④法。

---

① 验：《临证指南医案·呕吐》作"今"。
② 甘：原脱，据《临证指南医案·呕吐》补。
③ 止：《临证指南医案·呕吐》作"缓"。
④ 营：原脱，据《临证指南医案·呕吐》补。

人参　白术　茯苓　白芍　熟地　当归　陈皮　炙草①

蔡妪　凡论病，先论体质形色脉象，以病乃外加于身也。夫肌肉柔白属气虚，外似丰溢，里真大怯。盖阳虚之体，为多湿多痰，肌疏汗淋，唇舌俱白，干呕胸痞，烦渴引饮，由乎脾胃之阳伤困，邪虽②膺踞于中，蓄留③不解，正衰邪炽。兹诊④脉之短涩无神论之，阳衰邪伏显然，况寒凉不能攻热，清邪便是伤及胃阳之药，今查不思纳谷，大便渐稀，若不急和胃气，无成法可遵。所谓肥人之病，虑虚其阳，参拟一方，仍候明眼采择。

人参　半夏　生于术　枳实⑤　茯苓　生姜

---

① 人参……炙草：《临证指南医案·呕吐》作"养菅去远志黄芪五味即作丸方"。

② 虽：《临证指南医案·呕吐》作"得"。

③ 蓄留：《临证指南医案·呕吐》作"留蓄"。

④ 兹诊：《临证指南医案·呕吐》作"试以"。

⑤ 实：原脱，据《临证指南医案·呕吐》补。

不 食

杨_氏 胃伤恶食，络虚风动浮肿，先以荷米煎。

人参　新会皮　檀香泥　炒粳米　炒荷叶蒂

肠 痹

叶女　二便不通，此为肠痹，当治在肺。

紫菀　杏仁　蒌皮　郁金　黑山栀　桔梗

服①　威喜丸。

---

① 服：《临证指南医案·肠痹》作"又"。

便 闭

顾妪　阳明脉大，环跳尻骨筋掣而痛，痛甚足筋皆缩，大便燥艰常秘。此老年血枯，内燥风生，由春升上僭，下失滋养。昔①喻氏上燥治肺，下燥治肝，盖肝风木横，胃土必衰，阳明诸脉，不主②束筋骨，流利机关也。用微咸微苦以入阴方法。

鲜生地四钱③　阿胶三钱　天冬一钱半　人中白一钱

[批] 不入煎剂　川斛三钱④　寒水石二钱⑤

再诊　咸苦治下入阴，病样已减。当暮春万花⑥开放，阳气全奔⑦于上，内风亦属阳化，其下焦脂液，悉受阳风引吸，燥病之来，实基乎此。高年生生既少，和阳必用阴药，与直攻其病者有间矣。

生⑧地三钱　阿胶三钱⑨　天门冬一钱　苋麦冬一钱　柏子霜三钱⑩　松子仁二钱

---

① 昔：原作"背"，据《临证指南医案·便闭》改。
② 不主：原作"至"，据《临证指南医案·便闭》改。
③ 四钱：《临证指南医案·便闭》作"八钱"。
④ 三钱：《临证指南医案·便闭》作"二钱"。
⑤ 二钱：《临证指南医案·便闭》作"一钱"。
⑥ 花：原作"化"，据《临证指南医案·便闭》改。
⑦ 奔：《临证指南医案·便闭》作"升"。
⑧ 生：《临证指南医案·便闭》此前有"丸方"两字。
⑨ 三钱：《临证指南医案·便闭》作"二钱"。
⑩ 三钱：《临证指南医案·便闭》作"二钱"。

丸方虎潜丸去琐阳，加咸苁蓉、猪脊筋丸。

薛妪　大小便不爽，古人每以通络，兼入奇经，六旬有年，又属久病，进疏气开腑无效，议两通下焦气血方。

川芎一两，醋炒　当归一两，醋炒　生大黄一两　肉桂三钱　川楝子一两　青皮一两　蓬术煨，五钱　三棱煨，五钱　五灵脂醋炒，五钱　炒黑楂肉一两　小香附醋炒，一两

上为末，用青葱白去根捣烂，略加清水淋滤清汁泛丸，每日进食时服三钱，用红枣五枚，艾①叶三分，煎汤一杯服药。

---

① 艾：《临证指南医案·便闭》此前有"生"字。

肺痹

陈女　温邪，形寒，脘痹窒痛①，肺气不宣②，治以苦辛。

杏仁　瓜蒌皮　郁金　山栀　苏梗　香豉

曹氏　肺痹，右肢麻木，胁痛，咳逆喘急不得卧，二便不利，脘中痞闷③。得之忧愁思虑，所以肺脏受病，宜开手太阴治之。

紫菀　瓜蒌皮　杏仁　山栀　郁金汁　枳壳汁

---

① 窒痛：《临证指南医案·肺痹》无此二字。
② 宣：《临证指南医案·肺痹》作"通"。
③ 闷：《临证指南医案·肺痹》作"胀"。

温　热

陈姬　热入膻中，夜烦无寐，心悸怔，舌绛而干，不嗜汤饮，乃营中之热，治在手经。

犀角尖　鲜生地　黑元参　连翘　石菖蒲　炒远志

又　鲜生地　元参　天冬　麦冬　竹叶　茯神　金箔

王姬　温热十三日，舌黄，心中闷痛。初病手经，不当用足经方，老人怕其液涸①，且以甘寒醒胃却热。

鲜生地　竹叶心　麦冬　郁金　川斛　菖蒲根

林氏　腹满已久，非是暴症。近日面颏肿胀，牙关紧闭，先有寒热，随现是象，诊脉右搏数，左②小，乃温邪触自口鼻，上焦先受，气血与热胶固，致清窍不利，倏③有痹塞之变，理当先治新邪。况头面咽喉结邪，必辛凉轻剂以宣通，倘药味重浊，徒攻肠胃矣，仿东垣普济④消毒意。

连翘　大力子　马勃　射干　滑石　夏枯花⑤　金银花露　金汁

---

① 涸：此下原有"之虞"二字，据《临证指南医案·温热》删。
② 左：原作"右"，据《临证指南医案·温热》改。
③ 倏（shū 书）：忽然。
④ 济：此下原衍"饮"字，据《临证指南医案·温热》删。
⑤ 夏枯花：即"夏枯草"。

暑

杨女　暑热秽浊，阻塞肺部，气痹腹满，宜以轻可去实。

西瓜翠衣　白通草　活水①芦根　生苡仁

临好，加入石膏末二钱。

---

① 水：原脱，据《临证指南医案·暑》补。

湿

张姬　体壮有湿，近因长夏阴雨潮湿，着于经络，身痛，自利发热。仲景云：湿家大忌发散，汗之则变痉厥。脉来小弱而缓，湿邪凝遏阳气，病名湿温，湿中热气横冲心胞络，以致神昏，四肢不暖，亦手厥阴见症，非与伤寒同法也。

乌犀尖　连翘心　元参　石菖蒲　金银花　野赤豆皮

另付至宝丹一丸，滚开水化开送下[①]。

浦氏　胸膈迷漫，胃痛呕食，肢节屈曲处冷痛，经落后，来时周身腰脊不舒，脉象弦沉，痛即便溏。此湿郁阻闭，气血不行，用药先须断酒。

生茅术　炮黑川乌　姜汁　白芥子　厚朴　广皮　萆薢　茯苓

---

① 另付至宝丹……送下：《临证指南医案·湿》作"煎送至宝丹"。

燥

龚_氏　心中烦热，正值经来，面热口渴不已，若清肺气大谬，用复脉法为治。

炙甘草　生地　阿胶　麦冬　枣仁　蔗浆

疫

金氏　人静则神昏，疠邪竟入膻中，王先生方甚妙。
愚意兼以芳香宣窍逐秽。

至宝丹一丸。

痰

张妪　痰火风眩晕，防跌仆①。

明天麻　炒半夏　茯苓　橘红　羚羊片　钩藤　竹沥
两匙

陈妪　老年痰火咳逆，痰有秽气。

芦根　苡仁　桃仁　丝瓜子　葶苈　大枣

[批] 即兼肺痈治法。

又　下虚不纳，浊泛呕逆，痰带②秽气。

熟地炭　紫衣胡桃肉　炒杞子　炒牛膝　川斛　茯神

何妪　诊脉右关弦滑，痰多，舌干微强，语言似謇③，盖因痰火上蒙，津津不得上承，高年颇虑风痱之萌，宜清上宣通，勿进刚燥及腻滞之药。

半夏　金石斛　橘红　黑山栀　茯苓　广郁金　生甘草　石菖蒲　竹油④　姜汁

---

①　跌仆：《临证指南医案·痰》作"仆跌"。

②　带：《临证指南医案·痰》无此字。

③　謇（jiǎn 简）：口吃，言辞不顺利。《通俗文》："言不通利谓之謇吃。"

④　竹油：即"竹沥"。

痰 饮

徐氏　痰饮上吐，喘不得卧，乃温邪阻蔽肺气，气不下降，壅滞不能着右，议以宣通，开气分方法。

半夏　干姜　五味子　桂枝　白芍　炙草①

沈姬　冬温，阳不潜伏，伏饮上泛。仲景云：脉沉属饮，面色鲜明属饮。饮家咳甚，当治其饮，不当治咳。缘高年下焦根蒂已虚，因温暖气泄，不主收藏，饮邪上②扰乘肺，肺气不降，一身之气交阻，熏灼不休，络血上沸。经云不得卧，卧则喘甚痞塞，乃肺气之逆乱也。若以见病图病，昧于色诊候气，必致由咳变幻，腹肿胀满，渐不可挽，明眼医者，勿得忽为泛之可也。兹就管见，略述大意，议开太阳，以便③饮浊下趋，仍无碍于冬温，从仲景小青龙越婢合法。

杏仁　茯苓　苡仁　炒半夏　桂枝木　石膏　白芍
炙草

方氏　冷暖失和，饮泛气逆，为浮肿喘咳，腹胀，卧则冲呛，议以越婢方法。

---

① 半夏……炙草：《临证指南医案·痰饮》作"小青龙去细辛麻黄加苡仁白糖炒石膏"。

② 上：原作"主"，据《临证指南医案·痰饮》改。

③ 便：《临证指南医案·痰饮》作"使"。

石膏　杏仁　桂枝　炒半夏　茯苓　炙草①

［批］不用麻黄不成越婢。

吴氏　脉象见弦，胃②中冷，左偏微痛，食少欲呕，四肢牵强。此饮邪内结，议通阳气为治。

桂枝　茯苓　半夏　姜汁　甘草③　大枣

陈姬　痰饮挟气火上踞，脘中痞胀不爽，宜理气热治之。

半夏　茯苓　瓜蒌皮　黑栀皮　橘红　郁金

汪氏　支脉结饮，阻气喘胀，入胁则痛，厥逆为眩。

茯苓　桂枝　半夏　杏仁　郁金　糖炒石膏

---

① 草：原脱，据《临证指南医案·痰饮》补。
② 胃：《临证指南医案·痰饮》作"背"。
③ 甘草：《临证指南医案·痰饮》作"炙草"。

郁

叶氏 悒郁动肝致病，久则延及脾胃，中伤不纳，口不知味，火风变动，气横为痛为胀，疏泄失职，便秘忽泻。情志之郁，药难霍然，数年久病，而兼形瘦液枯，若再香燥劫夺，必变格拒中满，与辛润少佐和阳。

柏子仁二钱 归须二钱 桃仁三钱 生白芍一钱 小川连三分 川楝子一钱

戴氏 隐情曲意不伸，是为心疾。此草木攻病，难以见长，乃七情之郁损，以丹溪越鞠方法。

香附 川芎 川连 茯苓 半夏 橘红 炒楂肉

神曲浆为丸。

程氏 脉来弦涩，外寒内热，齿痛舌干，无寐，乃肝脾郁结不舒之象。

郁金 钩藤 丹皮 夏枯草 生香附 薄荷 广皮茯苓

朱氏 脉弦右大，乳房刺痛，经阻半年，若遇劳怒，腹痛逆气上冲。此邪伏①既久，少火化为壮火，气钝不循，胞脉②遂痹。治以泄少阳补太阴，气血流利，郁热可解矣。

人参 柴胡 当归 白术 丹皮 甘草 茯苓

---

① 伏：《临证指南医案·郁》作"郁"。
② 脉：原作"胀"，据《临证指南医案·郁》改。

吴氏　气血郁痹，久乃化热，女科八脉失调，渐有经阻瘕带诸疾，但先治其上，勿滋腻气机。

黑山栀皮　炒黄川贝　枇杷叶　瓜蒌皮　杏仁　郁金　橘红

徐氏　火升头痛，来去无定期，咽喉垂下，心悸，二便不爽，带下不已。与固奇经，通补阳明，及养肝熄风，展转未能却病，病从情志内伤，治法惟宜理偏。议先用滋肾丸三钱，早上淡盐汤送下，四服。

滋肾丸，黄柏、知母、肉桂为丸①。

王女　阴虚，齿衄肠血，未出阁②，郁热为多，与养肝阴方。

生地　天冬　阿胶　女贞子　旱莲草　白芍　茯神　乌骨鸡

赵氏　瘰疬，寒热盗汗，脘中瘕聚，经期不来，大便溏泄，呛咳减食，春深至冬未痊。此乃郁损成劳，难治之症。

香附　丹皮　归身　白芍　川贝　茯苓　牡蛎　夏枯草

胡氏　头项结核，暮夜寒热盗汗。此乃忧郁不解，气血皆虚，倘若经阻，便难调治。

炒当归　炒白芍　炙草　广皮　茯神　钩藤　南枣

---

①　滋肾丸……为丸：《临证指南医案·郁》无此句。
②　阁：原脱，据《临证指南医案·郁》补。

张氏　据说丧子悲哀，是情志中起，因①郁成劳，知饥不能食，内珠忽陷忽胀，两胁忽若刀刺，经先期，色变瘀紫。半年来医药无效者，情怀不得解释，草木无能为矣。

人参　当归　生白芍　炙草　肉桂　炒杞子　茯苓南枣

沈女　腹痛少减，呕逆已止，上焦热，下焦冷，肝阳尚未和平，拟进当归龙荟法。

当归　龙胆草　川楝子　芦荟　川连　吴萸　大茴

黄氏　肝胆风火上郁，头面清空之窍②筋掣不和，治以清散。

羚羊片　犀角　山栀　连翘　瓜蒌皮　荷叶梗　薄荷梗　青菊叶

郑氏　巅胀神迷，经脉抽痛，胀闷不欲纳食，一月经期四至，此郁伤气血成病。

龙荟丸二钱五分，三服。

叶氏　厥阳扰乱神明，经色已黑，肢冷面青便秘。

龙荟丸一钱二分，十服。

唐女　脉左涩右弦，气火不降，胸胁隐痛，脘中不爽，最虑失血。

---

① 因：原作"胃"，据《临证指南医案·郁》改。
② 窍：《临证指南医案·郁》无此字。

川贝　山栀　丹皮　郁金①　钩藤　瓜蒌皮　茯苓
橘红

又　气火上郁，脘中窒痛，呕涎，先以开通壅遏。

[批] 此有痰火。

香豉　瓜蒌皮　山栀　广郁金　竹茹　半夏曲　杏仁

---

① 郁金：《临证指南医案·郁》作"郁金汁"。

不　寐

程氏　上昼气逆填胸①，子夜寤不肯寐，乃阳气不降，议用温胆汤。

半夏　陈皮　茯苓　甘草　竹茹　金斛②

滚痰丸二钱五分。

赵氏　呕吐眩晕，肝胃两经受病，阳气不交于阴，阳跷穴空，寤不肯寐，《灵枢》方半夏秫米汤主之。

又　接服人参温胆汤。

陈皮　半夏　茯苓　甘草　枳实　竹茹加人参③

---

① 胸：《临证指南医案·不寐》作"脘"。
② 半夏……金斛：《临证指南医案·不寐》作"温胆去枳实加金斛"。
③ 陈皮……加人参：《临证指南医案·不寐》无此句。

嘈

程氏　血虚心嘈，咽呛。

生地　天冬　麦冬　女贞子　生白芍　炙草　茯神
麻仁

梅氏　经水半月一至，夜嘈痛。

生地　阿胶　天冬　茯神　白芍　丹参

疟

汪氏　微冷热多，舌白，脘闷呕恶，暑秽过募原为疟。

杏仁　郁金　滑石　小朴　黄芩　炒半夏　白蔻
橘红

程氏　寒热经月不止，属气弱留邪，以益气升阳。

补中益气汤。

华氏　二十岁，天癸始通，面黄汗泄，内热外冷，先天既薄，疟伤不复。《内经》谓：阳维为病，苦寒热，纲维无以振顿，四肢骨节疼痛。通八脉以和补，调经可以却病。

［批］此岂治疟之方？

淡苁蓉　鹿角霜　当归　川芎　杜仲　小茴　茯苓
香附

顾氏　进护阳方法，诸症已减，寒热未止，乃久病阳虚，脉络未充，尚宜通补为法。

［批］此方欲正寒热。

人参　生鹿茸　当归　紫石英　茯苓　炙草　远志
煨姜枣

袁姬　脉来弦缓，寒战甚则呕吐噫气，腹鸣溏泄，是足太阴脾寒也，且苦辛寒屡用不效，俱不对病，反伤脾胃耳。

人参　半夏　草果仁炒①　生姜　新会皮　醋炒青皮

林氏　疟已半年，今但微热无汗，身弱自乳，血去伤阴。此头痛是阳气浮越，心痛如饥，晡热日甚②，都是阴虚成劳。若不断乳，经去不至为干血，则服药亦无用。

生地三钱　阿胶钱半　生白芍一钱　炙黑甘草四分　麦冬钱半　火麻仁一钱　粗桂枝木三分

方氏　疟后③伤阴，小溲淋痛。

生地　鳖甲　丹皮　知母　茯苓　泽泻

金氏　肺疟脘痞。

黄芩　杏仁　橘红　青蒿梗　白芍　白蔻仁冲入二分

张妪　暑风入肺成疟。

淡黄芩　杏仁　飞滑石　橘红　青蒿梗　连翘

陈氏　疟母，是疟邪入络，与血气扭结，必凝然不动。今述遇冷劳怒，冲气至脘，痛必呕逆，必三日气降痛缓，而后水饮得入。此厥逆之气，由肝入胃，冲脉不和，则经水不调。

延胡　川楝子　半夏　蓬术　蒲黄　五灵脂　姜汁

钱氏　暑热伤气成疟，胸痞结，呕吐痰沫，皆热气之结，前医泻④心法极是。

人参汁　枳实汁　小川连　淡黄芩　炒半夏　大杏仁

---

① 炒：《临证指南医案·疟》无此字。
② 日甚：《临证指南医案·疟》无此二字。
③ 后：《临证指南医案·疟》作"热"。
④ 泻：原脱，据《临证指南医案·疟》补。

川厚朴　姜汁

潘氏　伏邪发热，厥后成疟，间日一至，咳嗽痰多，恶心中痞。其邪在肺胃之络，拟进苦辛轻剂。

杏仁　黄芩　半夏　橘红　白蔻仁　南花粉

程氏　脉右大，寒热微呕，脘痞不纳，四末疟邪交于中宫，当以苦辛泄降，酸苦泄热，邪势再减二三，必从清补可愈。

川连　炒半夏　姜汁　黄芩　知母　草果　炒川朴
乌梅肉去核①

毛氏　用玉女煎，寒热未已，渴饮仍然，呕恶已减，周身皆痛，诊脉两手俱数，舌色灰白边赤。汗泄不解，拟用酸苦泄其在里热邪，务以疟止，再调体质。

黄芩　川连　草果　白芍　乌梅　知母
用秋露水煎药。

又　寒热由四肢②以扰中宫，胃口最当其③戕害，热闷不饥，胃伤邪留。清热利痰，固为要法，但有年气弱，兼之病经匝月，清邪之中，必佐辅正，议用半夏泻心法。

人参　半夏　川连　黄芩　枳实　姜汁

祝氏　疟邪内陷，变成阴疟，久延成劳，务以月经通爽，不致邪劫干血之虑④。

---

① 去核：《临证指南医案·疟》无此二字。
② 肢：《临证指南医案·疟》作"末"。四肢与四末义同。
③ 其：原脱，据《临证指南医案·疟》补。
④ 之虑：《临证指南医案·疟》无此二字，义胜。

生鳖甲一两　桃仁三钱　炒丹皮一钱　穿山甲三钱　楂肉一钱半　生香附一钱半

蔡氏　三日疟，一年有余，劳①则欲发内热，素有结痞。今长大攻走不定，气逆②呕酸，经闭四载，当与厥阴阳明同治。

半夏　川连　干姜　淡吴萸　茯苓　桂枝　白芍　川椒　乌梅

---

① 劳：原作"一"，据《临证指南医案·疟》改。
② 逆：《临证指南医案·疟》此下有"欲"字。

泄　泻

　　王氏　头胀，喜冷饮，咳呕心中胀，泄泻不爽。此为中暑，故以①涩血药更甚，舌色白，议清上焦气分法。

　　石膏　淡黄芩　炒半夏　橘红　厚朴　杏仁

　　程氏　寒湿腹痛，恶心泄泻。

　　川朴　藿香梗　益智仁　广皮　炒茅术　煨木香　茯苓　泽泻

　　吴氏　寒凝胃阳，腹痛泄泻。

　　草果　川朴　茅术　广皮　淡吴萸　炒楂肉

　　程氏　泻后腹膨。

　　人参　生益智　炮姜　茯苓　川朴　广皮　砂仁

　　陆姬　气滞为胀，湿郁为泻，主以分消。

　　炒川朴　大腹皮　茯苓　泽泻　煨益智　广皮　炒楂肉

　　程女　湿郁脾阳，腹满，肢冷泄泻。

　　白术　泽泻　茯苓　猪苓　川朴　广皮

　　邹姬　湿伤泄泻，小便渐②少，腹满欲胀，舌白不饥，病在足太阴脾，宜温中佐以分消③。

①　以：《临证指南医案·泄泻》作"止"。
②　渐：《临证指南医案·泄泻》作"全"。
③　消：《临证指南医案·泄泻》作"利"。

生茅术　川朴　草果　广皮　茯苓　猪苓　泽泻　炒砂仁

冯氏　脉来沉缓，肌肉丰盛，是水土禀质。阳气少于运行，水谷聚湿，布及经络，下焦每有重着筋痛，食稍不运，便易泄泻，经水色淡，水湿交混，终①以太阴脾脏调理，若不中窾，恐防胀病②。

人参　茯苓　白术　炙草　广皮　羌活　独活　防风　建泽泻

张姬　腹鸣䐜胀，清晨瘕泄，先以熄肝风，安脾胃法。

人参　茯苓　木瓜　炒乌梅　炒菟丝子

[批] 此方岂能熄肝风?

李氏　脉沉，形寒，腰髀牵强腹鸣，有形上下攻触，每晨必泻，经水百日一至，仿仲景意。

茯苓　泡淡干姜　生于术　肉桂

汤氏　阳微浊滞，吐泻心痛，当辛温开气，胃阳苏醒乃安。

炒半夏　川朴　广皮　益智仁③　煨木香　乌药　香附④　姜汁

高氏　经来腹膨，脐脊酸垂，自秋季泄泻不已，脘痞妨食，用济生丸不应。

---

① 终:《临证指南医案·泄泻》作"总"。
② 病:此下原有"之虞"二字，据《临证指南医案·泄泻》删。
③ 仁:原脱，据《临证指南医案·泄泻》补。
④ 香附:《临证指南医案·泄泻》作"香附汁"。

鹿角霜　炒菟丝饼　生杜仲　淡苁蓉　茯苓　沙苑

焦归身　炒黑小茴

陈氏　产育十五胎，下元气少固摄，晨泄白粘①。自古②治肾阳自下涵蒸，脾阳始得运变，王氏以食下不化为无阳，凡腥腻沉着之物当忌。早用四神丸，晚服理中去术、草，加益智、木瓜、砂仁。

张姬　泄泻，脾肾虚，得食胀。

人参　炒菟丝子　炒黄干姜　茯苓　煨益智　宣木瓜

张氏　产后不复，腹疼瘕泻。

炒菟丝饼　鹿角霜　生杜仲　淡补骨脂　炒黑小茴

炒杞子　茯苓

顾氏　阅病原是劳损，自三阴及于奇经。第③腹中气升胃痛，暨有形动触，冲任脉乏，守补则滞，凉润则滑，漏疡久泻寒热，最为吃紧，先固摄下焦为治。

人参　炒菟丝饼　芡实　湖莲　茯神　赤石脂

王氏　肾虚瘕泄。

炒香菟丝子　炒焦补骨脂　生杜仲　云茯苓　茴香炒

---

① 白粘：《临证指南医案·泄泻》无此二字。

② 自古：原脱，据《临证指南医案·泄泻》补。

③ 第：但。

痢

高氏　舌色灰黄，渴不多饮，不饥恶心，下利红白积滞，小溲不利。此暑湿内伏，三焦气机不主宣达，宜用分理气血，不必见积以攻涤下药。

飞滑石　川通草　猪苓　茯苓皮　藿香梗　厚朴　白蔻仁　新会皮①

陆氏　经来暑秽 [批] 不宜服药阻脘②，心烦自利黑瘀。

淡黄芩　枳实　川连　石菖蒲　郁金　橘红

陈妪　泻痢两月，肢体浮肿，高年自属虚象，但胸脘痞闷，纳谷恶心，每利必先腹痛，是夏秋暑热，郁滞于中。虚体挟邪，焉有补涩可以扶正去邪③之理，恐交节令变症，明是棘手重症矣。

人参　茯苓　川连　淡干姜　生白芍　枳实

陈氏　温邪经旬不解，发热自利，神识有时不清。此邪伏厥阴，恐致变痉。

白头翁　川连　黄芩　北秦皮　黄柏　生白芍

邱妪　进润剂，痛缓积稀，知厥阴下利，宜柔宜通，乃血虚有风显然。

---

① 飞滑石……新会皮：原脱，据《临证指南医案·痢》补。
② 阻脘：《临证指南医案·痢》作"痧胀"。
③ 扶正去邪：《临证指南医案·痢》作"去邪扶正"。

生地　阿胶　丹皮　生白芍　银花炒①　小黑穭豆皮

唐氏　下痢四十余日，形寒腹痛。

炒当归　青皮　生白芍　茯苓　肉桂　炒山楂

金氏　脉来数劲，下痢腹鸣而痛，后坠，卧则气冲，咳嗽吐咯②粘涎，产后过月，显是下损至中，纳谷日少，形神日衰，势已延成蓐劳，难期速功。

熟地炭　人参　茯神　炒山药　建莲　赤石脂

[批] 此方全不治痢，与药相反。

---

① 炒：《临证指南医案·痢》无此字。
② 咯：《临证指南医案·痢》无此字。

休息痢 ［批］必有伏邪沉里

马氏　休息痢，经二年，明是下焦阴阳皆虚［批］谬论，不能收摄，经期不来，小腹抚摩有形上行，似乎癥瘕，其实气结，若不急进温补，恐滋扰肿胀之累也。

人参　附子　茯苓　炙草　北五味　白芍

便　血

陈氏　脉小，泻血有二十年。经云：阴络伤，血内溢。自病起十六载，血下不论粪前粪后①，不得孕育。述心中痛坠，问脊椎腰尻酸楚，而经水仍至，跗膝常冷，而骨髓热灼。由阴液损伤，伤及阳不固摄②，阅频年服药，归、芪杂入凉肝，焉是遵古治病，议从奇经升固法。

鹿茸　鹿角霜　枸杞子　归身　紫石英　沙苑子　生杜仲　炒大茴　补骨脂　禹余粮　赤石脂

蒸饼浆丸。

宋氏　当年肠红，继则衄血喉痛，已见阳气乘络，络为气乘，渐若怀孕者。然气攻则动如梭，与胎动迥异，倘加劳怒，必有污浊暴下，推理当如是观。

柏子仁　泽兰　卷柏　黑大豆皮　茯苓　大腹皮

---

① 血下不论粪前粪后：《临证指南医案·便血》中，此句在"心中痛坠"之后。

② 摄：《临证指南医案·便血》作"密"。

痹

周氏　风湿发热，萃于经脉，肿痛游走，病名行痹，世俗呼为历节风是也。

桂枝　羌活　石膏　生甘草①　杏仁　防风

唐姬　右后胁痛连及腰胯，发必恶寒逆冷，暖护良久乃温。此脉络中气血不行，遂至凝塞为痛，乃脉络之痹症，从阳维阴维论症②。

鹿角霜　小茴炒③　当归　川桂枝　沙苑　茯苓

蒋氏　便溏食少，腰腹以下骨骱肢节沉痛。

人参　生于术　制白松香　茯苓　汉防己　北细辛
川独活　生苡米④

毛氏　风湿相搏，一身肿痛，周行之气血为邪阻蔽，仿仲景木防己汤法⑤。

木防己　石膏　杏仁　川桂枝　威灵仙　羌活

吴氏　风湿化热，蒸于经络，周身痹痛，舌干咽燥，津液不得升降，营卫不肯宣通，怕延中痿。

生石膏　杏仁　川桂枝　苡仁　木防己

---

① 生甘草：《临证指南医案·痹》作"甘草"。
② 症：《临证指南医案·痹》作"病"。
③ 炒：《临证指南医案·痹》作"香"。
④ 生苡米：《临证指南医案·痹》作"苡仁"。
⑤ 法：原脱，据《临证指南医案·痹》补。

又　石膏　杏仁　木防己　炒半夏①　橘红　黑山栀②
姜汁　竹沥

方氏　血虚风痹，骨骱肿痛。

羚羊片　细生地　元参　当归　桂枝　酒炒③桑枝八
钱④　白蒺藜

---

① 炒半夏：《临证指南医案·痹》作"半夏"。
② 黑山栀：《临证指南医案·痹》作"山栀"。
③ 酒炒：《临证指南医案·痹》无此二字。
④ 八钱：《临证指南医案·痹》无此二字。

痉 厥

谢氏　热郁于内，则机窍不灵，春令升泄，木火化风旋扰，瘛疭搐搦，有癫痫之虑，不可进通经，再劫其阴液。

细生地　犀角　丹参　石菖蒲　生白芍　入郁金汁①竹沥

叶氏　脉来右大，热升风动，郁冒为厥，宗陈无择羚羊角散方法。

羚羊片　小生地　元参　丹参　连翘　黑豆皮

陶氏　脉数，厥止，热在营中。

犀角　元参　丹皮　连翘心　胆星　橘红

---

① 入郁金汁：《临证指南医案·痉厥》作"郁金"。

惊

杨_氏 经血期至，骤加惊恐，即病寒热，心悸不寐。此惊则动肝，恐则伤肾，最虑久延脏燥，则有肝厥之患。

淮小麦　天冬　龙骨　牡蛎　白芍　茯神

癫 痫

叶氏　每遇经来紫黑，痫疾必发，暮夜惊呼声震，昼则神呆，面青①多笑，火风由肝而至，泄胆热以清神，再商后法。

丹皮　丹参　细生地　山栀②　茺蔚子　胡黄连

调入琥珀末五分③。

---

① 面青：原作"而兼"，据《临证指南医案·癫痫》改。
② 山栀：《临证指南医案·癫痫》作"黑山栀"。
③ 五分：《临证指南医案·癫痫》无此二字。

衄

蔡女　常有衄血，今夏忽起神识如呆，诊脉直上鱼际。大忌惊恐恼怒，天癸得通可愈。

犀角　丹参　元参　生地　连翘　知母

头　痛

沈_氏　痛在头左脑后，厥阳风木上触。

细生地　生白芍　柏子仁　炒杞子　菊花　茯神

叶_妪　临晚头痛，火升心嘈，风阳上冒，防厥。

细生地　阿胶　左牡蛎　茯神　麦冬　生白芍

胃脘痛

李氏　舌白胸痞，脘痛如束，干呕便难，气阻凝痰聚膈。当以泄降宣剂，若竟攻荡，今夏热土旺，伤及太阴，恐滋胀满之忧。

醋炒半夏　川楝子　延胡　橘红　杏仁　川朴

王氏　气逆填胸阻咽，脘痹而痛，病由肝脏厥气，乘胃入膈，致阳明经脉失和，周身掣痛，夜甚昼缓者。戌亥至阴，为肝旺时候也，此症多从惊恐嗔郁所致，失治变为昏厥。

半夏　姜汁　金铃子　延胡　杏仁　瓜①蒌皮　香豉　白蔻

又　痛缓，夜深复炽，前后心胸板掣，脉左数，病在血络中。

金铃子　延胡　桃仁　归须　郁金　白蔻仁

董氏　产后三年，经水不转，胃痛，得食必呕，汗出形寒，腰左动气闪烁，大便七八日始通，脉细弦，右涩，舌白稍渴，脘中响动，下行痛缓。病属厥阴顺乘阳明，胃土久伤，肝木愈横，法当辛酸两和厥阴体用，仍参通补阳明之阳，俾浊少上僭②，痛有缓期。

---

① 瓜：原脱，据《临证指南医案·胃脘痛》补。
② 僭（jiàn见）：超越本分。

人参同煎，一钱　开口吴萸滚水泡洗十次，一钱　生白芍三钱　良姜七分　半夏①醋炒焦，二钱　云茯苓切块，三钱

顾氏　天癸当绝仍来，昔壮年已有头晕，七年前秋起胃痛若嘈，今春悲哀，先麻木头眩，痛发下部，膝胫冷三日。病属肝厥胃痛，述痛引背胁，是久病络脉空隙，厥阳热气因情志郁勃拂逆，气攻乘络，内风旋动，袭入②阳明，致呕逆不能进食。

九孔石决明 ［批］不切病。

清阿胶　生地　枸杞　茯苓　桑寄生　川石③斛

程氏　脉软背寒，食入脘痛。

人参　茯苓　当归　白芍　炙草　煨姜　南枣

闻氏　形寒脘痛，得食而甚，手按少缓，非有余客邪之病，拟进和营④法。

当归桂枝去芍加茯苓。

某姬　阳微痰滞，胃酸痛胀，用阿魏丸六分。

潘氏　脉象弦涩，经水不至，寒热，胃痛拒格，呕恶不纳。此因久病胃痛，瘀血积于胃络，议辛通瘀滞法。

川楝子　延胡　桂枝木　五灵脂　蒲黄　香附

吴氏　气火郁，胃痛。

川楝子　橘红　炒楂肉　广郁金　黑山栀　香附

---

① 半夏：《临证指南医案·胃脘痛》作"熟半夏"。
② 入：《临证指南医案·胃脘痛》无此字。
③ 石：原脱，据《临证指南医案·胃脘痛》补。
④ 营：《临证指南医案·胃脘痛》此下有"卫"字。

范氏　诸豆①皆能闭气，浆凝为腐，宛是呆滞食物，食已脘痞痛胀，乃清气之阻。诊脉小涩，舌白粘腻，当理气以开旷胸中。

　　杏仁　川朴　老苏梗　广皮白　白蔻仁　枳壳②
桔梗③

---

① 豆：原脱，据《临证指南医案·胃脘痛》补。
② 枳壳：《临证指南医案·胃脘痛》作"枳壳汁"。
③ 桔梗：《临证指南医案·胃脘痛》作"桔梗汁"。

腹　痛

裴氏　脉数，按之涩，腹痛呕吐，恐痧机①格拒，宜宣通气分。

白蔻仁　桔梗　黑山栀　香豉　半夏　广皮②

魏氏　肝郁，腹痛有形，经事③不调。

香豉④　川芎　当归　肉桂　五灵脂　木香⑤　炒白芍

---

① 机：《临证指南医案·腹痛》作"秒"，义胜。
② 广皮：《临证指南医案·腹痛》作"广皮白"。
③ 事：原脱，据《临证指南医案·腹痛》补。
④ 豉：《临证指南医案·腹痛》作"附"。
⑤ 木香：《临证指南医案·腹痛》此下有"吴萸"一药。

痹①

俞姬　高年阳明气乏，肩胛痛难屈伸，法当理胃②阳通补。

黄芪　桂枝　归身　片姜黄　海桐皮　夏枯草

陈氏　《内经》论诸痛皆寒，时当冬腊，口鼻吸受寒冷，阻气隧之流行，痛自胸引及背，甚则手足厥冷，只宜两通③气血主治。

川楝子　延胡　生香附　橘红　吴萸　乌药　红花

沈氏　脉芤汗出失血，背痛，此为络虚。

人参　炒归身　炒④枣仁　炒白芍　炙草　茯神

吴氏　脉虚身热，腰髀皆痛，少腹有形攻触，脏阴奇脉交伤，不可作外感治。

当归　炒白芍　桂枝　茯苓　炙草　煨姜　大枣

汪姬　老年腰膝久痛，牵引少腹两足，不堪步履，奇经之脉，隶于肝肾为多。

鹿角霜　小茴拌炒⑤当归　肉苁蓉　薄桂　柏子仁

---

① 痹：此节为吴氏摘抄《临证指南医案》"肩臂背痛""腰腿足痛"及"诸痛"诸章而成，与此前"痹"之章节有别。

② 胃：《临证指南医案·肩臂背痛》作"卫"。

③ 通：原作"进"，据《临证指南医案·肩臂背痛》改。

④ 炒：《临证指南医案·肩臂背痛》无此字。

⑤ 拌炒：《临证指南医案·腰腿足痛》无此二字。

唐姬　脉来小涩，久因悒郁，脘痛引及背胁，病入血络，经年延绵，更兼茹素数载①，阳明虚馁，肩臂不举，仓卒难于奏效，是缓调为宜，议通血络润补，勿投燥热劫液。

当归须　柏子仁　桂枝木　桃仁　生鹿角　片姜黄

---

① 数载：原作"掺持"，据《临证指南医案·诸痛》改。

耳

龚氏 风温发热，左耳后胀①痛。[批] 恐成外症。

干荷叶　苦丁茶　马勃　连翘　杏仁　黑栀皮

---

① 胀：《临证指南医案·耳》作"肿"。

目

鲍氏　秋风化燥，上焦受邪①，目赤②珠痛。

连翘　薄荷　黄芩　山栀　夏枯草　青菊叶　苦丁茶　桑皮

王妪　目暗已久，高年③血络空虚，气热乘其空隙，攻触脉络，液尽而痛，当夜而甚，乃热气由阴而上。想外科用酒调末药，必系温散攻坚，因此而痛，虚症可知。

羚羊片　连翘心　夏枯花　青菊叶　全当归　川桂枝　丹皮

---

① 受邪：原脱，据《临证指南医案·目》补。
② 目赤：原脱，据《临证指南医案·目》补。
③ 目暗已久高年：《临证指南医案·目》作"高年目暗已久"。

鼻

沈氏 素有痰火气逆，春令地中阳升，木火化风上引巅顶，脑热由清窍以泄越，耳鸣鼻渊，甚于左者，春应肝胆，气火自左而升也，宜清热散郁，辛凉通于头而主治。

羚羊片 黑山栀 苦丁茶 青菊叶 飞滑石 夏枯花

又 照前方去滑石，加干荷叶①。

---

① 干荷叶：《临证指南医案·鼻》此下有"生石膏"一药。

校注后记

一、版本源流

《妇科宝案》一书，书内署名"叶桂天士先生著，锡山华君岫云、元孙万青同参订考正，吴绱兰锡麒抄"，为吴锡麒抄录《临证指南医案》除卷九妇科（调经、淋带、崩漏、胎前、产后、瘕癥、热入血室）之外的女性患者医案，共录案194则。本书现珍藏于苏州大学炳麟图书馆。此次整理研究，对国内唯一现存的抄本进行了整理考证，并予以校勘、标点、注释。

《临证指南医案》刊于1764年，为叶天士门人华岫云收集叶氏医案，分门别类汇集而成，每一门由其门人撰附论治一篇，门后附徐灵胎评议。在现存《临证指南医案》的各种版本中，常常可以看到患者姓名用"某""某女""某妪"等代替，这可能是收集资料不全，亦可能是出于避讳等其他原因。在整理《妇科宝案》的过程中，发现吴氏所抄医案的姓名十分清晰确切，其中就包括不少《临证指南医案》以"某"代替的患者。因此，吴氏所抄医案有可能为更早或更原始的版本，但具体情况由于资料匮乏，已无法考证。

鉴于以上情形，本次校注以吴氏所抄《妇科宝案》为底本，主校本选择浙江中医药研究院图书馆所藏善本（清乾隆二十七年三槐堂《临证指南医案》刻本），他校本选择本书所引著作之通行本。

二、学术思想

从《妇科宝案》所选录的女性杂病医案来看，充分体现了叶天士治病辨证细致，善于抓住主症，对症下药的诊治特点。除各科临床学术经验外，如治疗外感主张辛凉解表、清养肺胃之阴等，叶天士在治疗女性杂病时，还能抓住女性的生理病理特点，用药清灵，制方谨慎，法严意深，尤有独到之处。叶天士治疗女性杂病最擅长使用调肝法，在《妇科宝案》所抄录的 194 则医案中，有 91 则医案直接与肝相关，体现了叶天士注重养肝调肝治疗女性杂病的特色。

1. 调肝治疗女性杂病的理论认识

刘完素《素问病机气宜保命集·妇人胎产论》云："妇人童幼天癸未行之间，皆属少阴；天癸既行，皆从厥阴论之；天癸已绝，乃属太阴经也。"可见，女性二七（天癸至）到七七（天癸竭）之间的生理与肝密切相关。

（1）肝与女性生理密切相关：《素问·上古天真论》云："女子二七而天癸至，任脉通，太冲脉盛，月事以时下，故有子。"肝藏血，司疏泄。冲任二脉的循行与肝经关系密切，只有肝气条达舒畅，肝血旺而注于冲脉，则任脉通，太冲脉盛。《素问·五脏生成》云："卧则血归于肝。"王冰为此作注曰："肝藏血，心行之，人动则血运于诸经，人静则血归于肝脏。何者？肝主血海也。"肝为将军之官，属木，主生发之气。将军者，司军马调度也。只有肝脏功能正常，才能充分调动全身的气血以维持机体的正常生理功能。

（2）女性病理与肝密切相关：《灵枢·五音五味》云："今妇人之生，有余于气，不足于血。以其数脱血也。"血与气是女性生理病理的基础。由于女性在生理上有经、带、胎、产的特点，常伤于血，机体易于"有余于气，不足于血"，而使肝气易于郁滞，肝血易于不足。

2. 叶氏调肝应用特色

通过对《妇科宝案》的整理分析，叶氏调肝法治疗女性杂病主要体现在以下几个方面：

（1）柔肝与清肝同用：肝者体阴而用阳，肝体易虚，肝用易过，加之女子常"有余于气，不足于血"，所以病案中多见肝气横逆，甚至肝郁化火，风阳内动之证。正如沈金鳌《杂病源流犀烛》云："惟其德属木，故其体本柔而刚，直而升，以应乎春。其性条达而不可郁，其气偏于急而激暴易怒，故其为病也多逆。"在治疗上叶氏多认为"水不涵木"为其根本，将滋阴柔肝之品与清肝平肝之品同用。滋阴柔肝喜用生地黄、阿胶、熟地黄、麦冬、枸杞、乌梅、制首乌、生白芍等。清肝平肝喜用牡蛎、龙骨、钩藤、山栀、丹皮、羚角片、黑穞豆皮、龟甲、鳖甲等。如《妇科宝案·肝风》朱姓案：朱妪心中热辣，烦不肯瘛，皆春令地气主升，肝阳随以上扰，老年五液交枯，最有病痉之虑。药用生地、阿胶、生白芍、淡天冬、茯神、小黑穞豆皮。又如《妇科宝案·痢》邱姓案：邱妪进润剂，痛缓积稀，知厥阴下利，宜柔宜通，乃血虚有风显然。药用生地、阿胶、丹皮、生白芍、炒银花、小黑穞豆皮。

（2）酸苦与甘辛同用：厥阴为病，常与其他脏腑相互影响，形成寒热错杂等较为复杂的证候。叶氏对此常用酸苦甘辛同用之法。其中酸以制肝，收敛肝用太过，如生白芍、乌梅、木瓜；苦以泻肝，清肝郁之火，如黄连、黄芩、山栀；甘以滋阴健脾，以收补养肝体之功，如人参、山药、茯苓、莲子；辛以温通，以宣通鼓舞肝气，如川椒、干姜、半夏、桂枝。其中最显著的就是对乌梅丸的加减运用。如《妇科宝案·呕吐》毛姓案：毛妪因惊，肝气上犯冲逆，呕吐涎沫，阳升至巅为头痛，脉右弱左弦，当从厥阴阳明治之。药用人参、川连、茯苓、川楝、川椒、乌梅、干姜、生白芍。又如《妇科宝案·痢》蔡姓案：蔡氏三日疟，一年有余，劳则欲发内热，素有结瘕，今长大攻走不定，气逆呕酸，经闭四载，当与厥阴阳明同治。药用半夏、川连、干姜、淡吴萸、茯苓、桂枝、白芍、川椒、乌梅。

（3）注意养护真阴真阳：肝与肾，乙癸同源，肝体滋于肾阴，肝用根于肾阳。故叶氏调肝的同时注意对真阴真阳的养护。滋阴者，常用熟地黄、阿胶、制首乌等，温阳则有附子、桂枝、肉苁蓉等药。如《妇科宝案·中风》陈姓案：前议苦辛酸降一法，肝风胃阳已折其上引之威，是诸症亦觉小愈，虽曰治标，正合岁气节候而设。思夏至一阴来复，高年本病，预宜持护，自来中厥，最防于暴寒骤加，致身中阴阳两不接续耳。议得摄纳肝肾真气，补益下虚本病。药用九制熟地、肉苁蓉、生虎膝骨、制首乌、川萆薢、川石斛、赤白茯苓、柏子霜、黑稽豆皮。又如《妇科宝案·脱》朱姓案：朱氏久损不复，真气失藏，交大寒节，初之气，厥阴风木主候，肝风乘虚上扰，气升则呕吐，气降则大便，寒则脊内更甚，热则神烦不宁，乃中下之真气杳然，恐交春前后，有厥脱变幻，拟进镇逆法。药用人参、左牡蛎、龙骨、淡附片、桂枝木、生白芍、炙草。

叶天士在《临证指南医案·淋带》中提出："女科病，多倍于男子，而胎产调经为主要，淋带瘕泄，奇脉虚空，腰背脊膂牵掣似坠，而热气反升于上，从左而起，女人以肝为先天也。"后世医家对此多有认同，但多局限于女科证治中加以运用。而从《妇科宝案》所录可以发现，叶氏不仅在妇科病中以肝为先天，在女性内科杂病中亦首重调肝。所以叶氏又言："肝为风木之脏，又为将军之官，其性急而动。故肝脏之病，较之他脏为多，而于女子尤甚。"足见叶天士对女性患者调肝治疗的重视。因此，徐灵胎所批云："妇人之疾，除经带与男子同治。"其言似有值得商榷之处。

总 书 目

医　　经

内经博议

内经提要

内经精要

医经津渡

素灵微蕴

难经直解

内经评文灵枢

内经评文素问

内经素问校证

灵素节要浅注

素问灵枢类纂约注

清儒《内经》校记五种

勿听子俗解八十一难经

黄帝内经素问详注直讲全集

基础理论

运气商

运气易览

医学寻源

医学阶梯

医学辨正

病机纂要

脏腑性鉴

校注病机赋

内经运气病释

松菊堂医学溯源

脏腑证治图说人镜经

脏腑图书症治要言合璧

伤寒金匮

伤寒考

伤寒大白

伤寒分经

伤寒正宗

伤寒寻源

伤寒折衷

伤寒经注

伤寒指归

伤寒指掌

伤寒选录

伤寒绪论

伤寒源流

伤寒撮要

伤寒缵论

医宗承启

桑韩笔语

伤寒正医录

伤寒全生集

伤寒论证辨

伤寒论纲目

伤寒论直解

I

伤寒论类方

伤寒论特解

伤寒论集注（徐赤）

伤寒论集注（熊寿试）

伤寒微旨论

伤寒溯源集

订正医圣全集

伤寒启蒙集稿

伤寒尚论辨似

伤寒兼证析义

张卿子伤寒论

金匮要略正义

金匮要略直解

高注金匮要略

伤寒论大方图解

伤寒论辨证广注

伤寒活人指掌图

张仲景金匮要略

伤寒六书纂要辨疑

伤寒六经辨证治法

伤寒类书活人总括

张仲景伤寒原文点精

伤寒活人指掌补注辨疑

诊　　法

脉微

玉函经

外诊法

舌鉴辨正

医学辑要

脉义简摩

脉诀汇辨

脉学辑要

脉经直指

脉理正义

脉理存真

脉理宗经

脉镜须知

察病指南

崔真人脉诀

四诊脉鉴大全

删注脉诀规正

图注脉诀辨真

脉诀刊误集解

重订诊家直诀

人元脉影归指图说

脉诀指掌病式图说

脉学注释汇参证治

针灸推拿

针灸节要

针灸全生

针灸逢源

备急灸法

神灸经纶

传悟灵济录

小儿推拿广意

小儿推拿秘诀

太乙神针心法

杨敬斋针灸全书

本　草

药征

药鉴

药镜

本草汇

本草便

法古录

食品集

上医本草

山居本草

长沙药解

本经经释

本经疏证

本草分经

本草正义

本草汇笺

本草汇纂

本草发明

本草发挥

本草约言

本草求原

本草明览

本草详节

本草洞诠

本草真诠

本草通玄

本草集要

本草辑要

本草纂要

药性提要

药征续编

药性纂要

药品化义

药理近考

食物本草

食鉴本草

炮炙全书

分类草药性

本经序疏要

本经续疏

本草经解要

青囊药性赋

分部本草妙用

本草二十四品

本草经疏辑要

本草乘雅半偈

生草药性备要

芷园臆草题药

类经证治本草

神农本草经赞

神农本经会通

神农本经校注

药性分类主治

艺林汇考饮食篇

本草纲目易知录

汤液本草经雅正

新刊药性要略大全

淑景堂改订注释寒热温平药性赋

用药珍珠囊　珍珠囊补遗药性赋

方 书

医便

卫生编

袖珍方

仁术便览

古方汇精

圣济总录

众妙仙方

李氏医鉴

医方丛话

医方约说

医方便览

乾坤生意

悬袖便方

救急易方

程氏释方

集古良方

摄生总论

摄生秘剖

辨症良方

活人心法（朱权）

卫生家宝方

见心斋药录

寿世简便集

医方大成论

医方考绳愆

鸡峰普济方

饲鹤亭集方

临症经验方

思济堂方书

济世碎金方

揣摩有得集

亟斋急应奇方

乾坤生意秘韫

简易普济良方

内外验方秘传

名方类证医书大全

新编南北经验医方大成

临证综合

医级

医悟

丹台玉案

玉机辨症

古今医诗

本草权度

弄丸心法

医林绳墨

医学碎金

医学粹精

医宗备要

医宗宝镜

医宗撮精

医经小学

医垒元戎

证治要义

松厓医径

扁鹊心书

素仙简要

慎斋遗书

折肱漫录

济众新编

丹溪心法附余

方氏脉症正宗

世医通变要法

医林绳墨大全

医林纂要探源

普济内外全书

医方一盘珠全集

医林口谱六治秘书

识病捷法

温 病

伤暑论

温证指归

瘟疫发源

医寄伏阴论

温热论笺正

温热病指南集

寒瘟条辨摘要

内 科

医镜

内科摘录

证因通考

解围元薮

燥气总论

医法征验录

医略十三篇

琅嬛青囊要

医林类证集要

林氏活人录汇编

罗太无口授三法

芷园素社痎疟论疏

女 科

广生编

仁寿镜

树蕙编

女科指掌

女科撮要

广嗣全诀

广嗣要语

广嗣须知

孕育玄机

妇科玉尺

妇科百辨

妇科良方

妇科备考

妇科宝案

妇科指归

求嗣指源

坤元是保

坤中之要

祈嗣真诠

种子心法

济阴近编

济阴宝筏

秘传女科

秘珍济阴

黄氏女科

女科万金方

彤园妇人科

女科百效全书

叶氏女科证治

妇科秘兰全书

宋氏女科撮要

茅氏女科秘方

节斋公胎产医案

秘传内府经验女科

外科真诠

枕藏外科

外科明隐集

外科集验方

外证医案汇编

外科百效全书

外科活人定本

外科秘授著要

疮疡经验全书

外科心法真验指掌

片石居疡科治法辑要

儿　科

婴儿论

幼科折衷

幼科指归

全幼心鉴

保婴全方

保婴撮要

活幼口议

活幼心书

小儿病源方论

幼科医学指南

痘疹活幼心法

新刻幼科百效全书

补要袖珍小儿方论

儿科推拿摘要辨症指南

伤　科

正骨范

接骨全书

跌打大全

全身骨图考正

伤科方书六种

眼　科

目经大成

目科捷径

眼科启明

眼科要旨

眼科阐微

眼科集成

眼科纂要

银海指南

明目神验方

外　科

大河外科

银海精微补

医理折衷目科

证治准绳眼科

鸿飞集论眼科

眼科开光易简秘本

眼科正宗原机启微

咽喉口齿

咽喉论

咽喉秘集

喉科心法

喉科杓指

喉科枕秘

喉科秘钥

咽喉经验秘传

养　　生

易筋经

山居四要

寿世新编

厚生训纂

修龄要指

香奁润色

养生四要

养生类纂

神仙服饵

尊生要旨

黄庭内景五脏六腑补泻图

医案医话医论

纪恩录

胃气论

北行日记

李翁医记

两都医案

医案梦记

医源经旨

沈氏医案

易氏医按

高氏医案

温氏医案

鲁峰医案

赖氏脉案

瞻山医案

旧德堂医案

医论三十篇

医学穷源集

吴门治验录

沈芊绿医案

诊余举隅录

得心集医案

程原仲医案

心太平轩医案

东皋草堂医案

冰壑老人医案

芷园臆草存案

陆氏三世医验

罗谦甫治验案

临证医案笔记

丁授堂先生医案

张梦庐先生医案

养性轩临证医案　　　　医学辩害

养新堂医论读本　　　　医经允中

祝茹穹先生医印　　　　医钞类编

谦益斋外科医案　　　　证治合参

太医局诸科程文格　　　宝命真诠

古今医家经论汇编　　　活人心法（刘以仁）

莲斋医意立斋案疏　　　家藏蒙筌

医　史

　　　　　　　　　　　心印绀珠经

医学读书志　　　　　　雪潭居医约

医学读书附志　　　　　嵩厓尊生书

　　　　　　　　　　　医书汇参辑成

综　合

　　　　　　　　　　　罗氏会约医镜

元汇医镜　　　　　　　罗浩医书二种

平法寓言　　　　　　　景岳全书发挥

寿芝医略　　　　　　　新刊医学集成

杏苑生春　　　　　　　寿身小补家藏

医林正印　　　　　　　胡文焕医书三种

医法青篇　　　　　　　铁如意轩医书四种

医学五则　　　　　　　脉药联珠药性食物考

医学汇函　　　　　　　汉阳叶氏丛刻医集二种

医学集成